dtv
premium

John Selby

Die Liebe finden

Wie Sie Ihrem Wunschpartner begegnen

Aus dem Englischen von
Bettina Lemke

Deutscher Taschenbuch Verlag

Der Autor bietet Audio-Führungen im Internet und auf CDs an. Unter der kostenlosen Internetadresse www.johnselby.com können sämtliche geführten Sitzungen abgerufen werden. Die CDs sind zu bestellen bei: Seminarorganisation Wolfgang Gillessen, Balanstraße 365, D-81549 München. Tel./Fax: 089-68 07 07 02. E-Mail: WGillessen@t-online.de.

Deutsche Erstausgabe
Mai 2005
Deutscher Taschenbuch Verlag GmbH & Co. KG,
München
www.dtv.de

Titel des amerikanischen Originalmanuskripts:
Let Love Find You
Deutschsprachige Ausgabe:

Umschlagkonzept: Balk & Brumshagen
Umschlagfoto: © gettyimages/Tom Merton
Satz: Fotosatz Amann, Aichstetten
Gesetzt aus der Stone Serif 9,75 / 12,5 p
Druck und Bindung: Kösel, Krugzell
Gedruckt auf säurefreiem, chlorfrei gebleichtem Papier
Printed in Germany · ISBN 3-423-24479-8

Inhalt

Einführung: Die Liebe finden

Zwei einsame Menschen stehen an der Kasse eines Supermarktes. Beide leben allein und sehnen sich nach Nähe und einer dauerhaften Liebesbeziehung. Und tatsächlich könnten diese beiden Menschen aus der Sicht eines klugen Partnervermittlers gut zusammenpassen. Aber obwohl sie nah beisammenstehen, gelingt es ihnen leider nicht, sich auf die Präsenz des anderen einzulassen. Der Frau schwebt ein idealer Partner vor, doch die äußere Erscheinung des Mannes im Supermarkt entspricht keineswegs ihrer Vorstellung. Außerdem ist sie deprimiert und nimmt die Menschen um sich herum kaum wahr. Der Mann ist seinerseits angespannt und macht sich Sorgen wegen einer Sitzung, die am nächsten Tag in der Arbeit stattfinden soll. Er hat in diesem Moment keinerlei Verbindung zu seinem Herzen oder seinen tieferen Sehnsüchten.

Und so gelingt es diesen beiden einsamen Menschen nicht, sich gegenseitig als mögliche Liebespartner wahrzunehmen. Anstatt eine Liebe auf den ersten Blick zu erleben, die ihre Herzen fröhlich stimmen und eine schüchterne, aber angeregte Unterhaltung in Gang bringen würde, wenden sie sich voneinander ab und gehen ihrer einsamen Wege, ständig voller Sehnsucht nach dem idealen Lebenspartner. Dabei verpassen sie eine Chance nach der anderen, diese tiefe Liebessehnsucht zu erfüllen.

Im Leben von Millionen von Singles ereignen sich solche bedauerlichen Situationen ständig aufs Neue. Für Liebesbegegnungen bieten sich wunderbare Gelegenheiten, aber die Menschen sind in ihrem Herzen und ihrem Geist nicht bereit, die Chance wahrzunehmen und sich entsprechend zu verhalten.

Als ich vor einigen Monaten während einer Seminarreise einen Vortrag in Zürich hielt, bemerkte ich, dass die Mehrheit des Publikums jung war – und die meisten Leute waren allein zu dem Vortrag gekommen. Der Organisator erzählte mir, dass einer aktuellen Studie zufolge 40 Prozent der Bevölkerung Zürichs zwischen 20 und 45 Jahren im Moment als Singles leben, obwohl die meisten deshalb frustriert sind und sich nach einer Liebesbeziehung sehnen. Als ich weiter nach Freiburg, München, Berlin, Frankfurt, Leipzig und in andere deutsche Städte reiste, fand ich dort die gleiche Situation vor. Die jungen (und auch die nicht mehr so jungen) Leute befinden sich in einer chronischen Krise. Es gelingt ihnen nicht, zu dauerhaften Partnerschaften zu finden.

Was ist die Ursache dieses allgemeinen Problems, einen Partner zu finden, und was kann man dagegen tun? Beziehungsexperten liefern zahlreiche Erklärungen für die Epidemie frustrierter Singles. Sie stellen fest, dass geplante Ehen früher das Problem der Partnersuche lösen halfen. Gegenüber dem Nutzen einer wirtschaftlich erfolgreichen Verbindung galt die romantische Liebe als zweitrangig. Als diese Tradition verschwand, waren die jungen Leute (sowie ältere geschiedene oder verwitwete Menschen) in ihren Bemühungen, einen passenden Partner zu finden, ganz auf sich allein gestellt.

Viele Experten werfen den Medien vor, stereotype Darstellungen idealisierter Liebesgeschichten zu präsentieren, die Menschen mit Bildern und Erwartungen prägen, welche den Möglichkeiten des Alltags einfach nicht entsprechen. Singles sehnen sich allzu häufig nach einem körperlich idealen Menschen und erkennen somit geeignete Partner nicht, weil diese nicht dem attraktiven Bild aus den Medien entsprechen.

Die Angst vor sexuell übertragbaren Krankheiten in Verbindung mit der Angst vor möglichen sexuellen Übergriffen oder Ähnlichem sind weitere Faktoren dafür, dass einsame Menschen abends zu Hause bleiben – wo es so gut wie keine Hoffnung auf eine Liebesbegegnung gibt. Und selbst wenn Menschen auf der Suche nach einer Herzensbegegnung regelmäßig Cafés oder Kneipen aufsuchen, die auf die Bedürfnisse von Singles abgestimmt sind, machen sie allzu häufig entmutigende oder sogar höchst peinliche und verletzende Erfahrungen. Die meisten Menschen verabschieden sich in dieser Situation von ihrer sensibleren Präsenz, legen sich einen Panzer für ihr Herz zu und präsentieren ein falsches Bild von sich, das vielleicht zu unverbindlichem Sex führt, sie aber auf dem Weg zu einer ernsthaften Liebesbeziehung nicht weiterbringt.

Nach zu vielen herzlosen Sexabenteuern, die Gefühle der Leere, Hoffnungslosigkeit und Verzweiflung mit sich bringen, sitzen dann buchstäblich Millionen von einsamen Menschen nachts zu Hause vor dem Fernseher oder sie lesen oder surfen im Internet, um einen weiteren einsamen Abend zu überstehen. Aber eigentlich sehnen sie sich danach, dass sie wie durch ein Wunder in eine Liebesbegegnung hineinkatapultiert werden.

Einsamkeit – und wie man sie überwindet

Verschiedene äußere Faktoren für die Single-Krise verantwortlich zu machen ist in den Medien vielleicht beliebt, aber letztlich tragen solche Ausreden nichts dazu bei, das Dilemma zu lösen. Und bis vor kurzem lagen uns nicht genügend wissenschaftliche und psychologische Erkenntnisse vor, mit deren Hilfe wir die subtileren »Liebesvariablen« klar erkennen können. Von diesen Liebesvariablen hängt es ab, ob wir tatsächlich in einer optimalen Position sind, um zu einer erfüllenden Liebe zu finden. Darüber hinaus besteht ein Mangel an pragmatischen Methoden, mit deren Hilfe wir unseren Geist und unsere Gefühle steuern können, um diese Variablen zu kontrollieren und gezielt auf eine tiefe Herzensbegegnung zuzusteuern.

Eines der wesentlichen Ziele dieses Buches ist es, zum ersten Mal fundierte Erkenntnisse darüber zu präsentieren, warum es einigen Menschen gelingt, die wahre Liebe zu finden, während so viele andere weiterhin allein leben und einsam sind. Vor allem aber stellt dieses Buch spezielle psychologische Techniken vor, mit denen all die Liebesvariablen aufgelöst werden können, die zwischen ihnen und der wahren Liebe stehen.

Es gibt mehrere Gründe dafür, warum so viele von uns nicht in der Lage sind, ihr Herz zu öffnen und einen Partner zu finden, der sie erfüllt. An erster Stelle steht die eingefleischte Gewohnheit unseres Geistes, unser Potenzial zu sabotieren, uns für eine neue Liebe zu öffnen. Wir erlauben unserem Bewusstseinsstrom, die meiste Zeit über unkontrolliert dahinzufließen und sich auf alltägliche Gedanken und Pläne zu fixieren oder sich zu lange mit negativen Ansichten und Vorurteilen zu befassen. Sie blockieren positivere Emotionen, die uns für einen Partner attraktiver machen würden.

Dieses neue psychologische Verständnis zeigt uns, dass wir unser einsames Leben fortsetzen, weil wir noch nicht gelernt haben, unseren Geist in der richtigen Weise zu lenken, so dass wir alte emotionale Wunden heilen, unser Herz öffnen und einen Menschen anziehen können, der uns erfüllt. Während wir jeden neuen Tag durchleben, lässt sich entweder unser Herz von chronischen schmerzlichen Gefühlen belasten oder wir sind die meiste Zeit emotional einfach taub. Vielleicht haben unsere Eltern sich scheiden lassen, so dass grundsätzlich eine tiefe unausgesprochene Skepsis in Bezug auf Liebe und Partnerschaft zurückgeblieben ist. Vielleicht wurden wir in einer früheren Beziehung so tief verletzt, dass wir Angst davor haben, uns zu öffnen und Gefahr zu laufen, erneut verletzt zu werden. Aus welchem Grund auch immer, wir erlauben negativen Gedanken und Emotionen, unsere sexuelle Energie auszulaugen – bis wir tatsächlich nicht mehr allzu attraktiv auf potenzielle Partner wirken.

Die gute Nachricht ist, dass es gar nicht so schwer ist, negative Einstellungen und Emotionen zu überwinden sowie Herz und Geist auf erfolgreiche Liebesbeziehungen vorzubereiten, wenn man die richtigen mentalen Techniken kennt. Dieses Buch ist als umfassendes Programm angelegt, mit dem Sie lernen können, diese mentalen Techniken anzuwenden. Schritt für Schritt wird es Sie anleiten, Ihre natürlichen Herzenssehnsüchte nach Nähe und Erfüllung Wirklichkeit werden zu lassen.

Die Magie der Begegnung

Ein wichtiger Grund dafür, dass viele Menschen ihre wahre Liebe noch nicht gefunden haben, liegt in der scheinbar magischen Dynamik, die zwei Menschen plötzlich zusammenführt, so dass sie sich sofort erkennen und sich der magnetischen Anziehung sexueller Liebe hingeben. Dieser geheimnisvolle Prozess, bei dem zwei zueinander passende Menschen voneinander angezogen werden, kann völlig blockiert sein, aber man kann ihn auch bewusst fördern und in Gang bringen.

Die folgende Frage stellt sich immer dann, wenn wir über diese »Magie« nachdenken, die zwei Menschen plötzlich zusammengeführt hat. Ist die Suche nach wahrer Liebe ein Phänomen, das einzig und allein dem Zufallsprinzip unterliegt und nicht beeinflusst werden kann? Sind wir bei der Partnersuche tatsächlich machtlos auf die zufällig sich ergebenden Chancen angewiesen, oder gibt es, wie die meisten erfolgreichen Paare behaupten, einen geheimnisvollen Mechanismus und sogar eine potenziell kontrollierbare Logik in dem Prozess, seiner wahren Liebe zu begegnen?

Aktuelle Untersuchungen über die Bedeutung der Intention in Bezug auf Liebesbeziehungen weisen immer stärker darauf hin, dass dem Menschen hier eine Siegerrolle, nicht etwa eine Opferrolle zukommt. Und tatsächlich können wir eine Menge tun. Wir können effektive Techniken zur Steuerung des Geistes einsetzen, um die Kontrolle über unsere Liebesbeziehungen zu übernehmen, uns erfolgreich auf die erwünschte Begegnung vorzubereiten und schließlich die ersehnte Liebesqualität in unserem Leben anzuziehen.

Wenngleich Millionen von Menschen Schwierigkeiten haben, einen geeigneten Partner zu finden und eine dauerhafte Beziehung aufzubauen, gelingt es anderen durchaus, den Punkt zu erreichen, an dem sie bereit für eine funktionierende Partnerschaft sind. Und dann kommt dieser erhoffte Moment, in dem sie jemandem gegenüberstehen, in ihm ihren ersehnten Partner erkennen ... und beide eine Liebe auf den ersten Blick erleben.

Was geschieht nun, wenn zwei Menschen um eine Ecke biegen, sich in die Augen sehen, sich gegenseitig erkennen und sich der magnetischen Anziehung der Liebesbegegnung hingeben? Gibt es ein erkennbares Muster, eine logische Abfolge, irgendeine Methode, die zu diesem Moment führt?

Als ich vor 15 Jahren als Single in Berlin lebte, habe ich selbst eine höchst bemerkenswerte dreiwöchige Phase erlebt, die zu einer Begegnung führte, bei der die Chancen eins zu einer Million standen: der Begegnung mit der Frau, die meine Partnerin und Ehefrau werden sollte. Meiner scheinbar schicksalhaften Begegnung gingen drei Wochen voraus, die einzigartig waren, da ich gerade eine besondere Form der Meditation praktizierte, bei der ich meine inneren Gedanken und Gefühle regelmäßig beobachtete und schriftlich festhielt. Als Psychologe gelang es mir, eine eindeutige Veränderung meiner Denkgewohnheiten in Bezug auf meine Emotionen und Einstellungen festzustellen. Mein Herz öffnete sich plötzlich für das Gefühl, dass ich Kontakt zu meiner Partnerin hatte. Dies führte zu der inneren Wahrnehmung, auf einer subtilen Ebene zu ihr geführt zu werden ... und schließlich kam es zum scheinbar zufälligen, aber ziemlich synchronistischen Beginn unserer Beziehung.

Überrascht und begeistert von meinen Erlebnissen während meiner Reise vom Single-Dasein zur Zweisamkeit schrieb ich ein kurzes Buch mit dem Titel ›Einander finden‹. Es basierte auf meiner persönlichen Erfahrung und war eines der Bücher, das sich innerhalb eines Monats fast von selbst schrieb. Es wurde ein großer Erfolg. Offensichtlich stießen die Erkenntnisse, die ich gewonnen hatte, in anderen Herzen auf Resonanz.

Seitdem habe ich bei meinen Workshops und der Arbeit mit meinen Klienten in meiner therapeutischen Praxis das Phänomen der Liebesbegegnungen weiter erforscht und viele Berichte einsamer Seelen gesammelt, die plötzlich den magischen Punkt in ihrem Leben erreicht hatten, an dem ihre Herzen sich öffneten, Wunden aus früheren Beziehungen heilten, ihr Geist und ihre Erwartungen klarer wurden und sie insgesamt auf den – von mir so genannten – Anziehungsmodus umschalteten.

Ausgehend von spannenden aktuellen wissenschaftlichen Erkenntnissen über die Bedeutung der Intention und der Anziehungskraft des menschlichen Geistes haben meine Kollegen und ich vor kurzem ein theoretisches Modell entwickelt, das zeigt, dass wir nicht allein durch Magie zusammengeführt werden. Die wahre Liebe zu finden bleibt natürlich eine höchst geheimnisvolle Angelegenheit, aber wir verstehen den zugrunde liegenden Anziehungsprozess gut genug, so dass wir unsere inneren Fähigkeiten bewusst einsetzen können, um andere gleich gesinnte Seelen aktiv anzuziehen und in unser Leben zu bringen.

Erfolgsgeheimnisse glücklicher Paare

Die innere Erfahrung, die ich machte, kurz bevor ich meine wahre Liebe fand, war nicht einzigartig. Die meisten erfolgreichen Paare berichten, dass sie in den Wochen und Monaten vor ihrer Liebesbegegnung emotionale und mentale Veränderungen erlebten, und jeder, der sich nach einer Liebesbeziehung sehnt, kann diesen Prozess aktiv fördern.

Einige dieser inneren Schritte sind im Folgenden aufgeführt:

Fühlen Sie sich sexy

Wenn ein Mensch beginnt, sich innerlich gut zu fühlen, wenn er die Vergangenheit loslässt und damit ins Reine kommt, wird die sexuelle Energie des Körpers klar und stark. Diese sexuelle Energie erhöht die Anziehungskraft des Menschen. Paare berichten davon, dass sie sich attraktiv und sexy gefühlt und daher mehr Selbstvertrauen und Energie gehabt hätten, um alltägliche Gewohnheiten zu verändern. Aufgrund dieses veränderten Gefühls seien sie mehr ausgegangen und hätten sich in Situationen begeben, in denen eine Liebesbegegnung habe stattfinden können. Die genauen Abläufe sind wissenschaftlich noch nicht genau erforscht, aber wir wissen mittlerweile, wie man das Gefühl der positiven sexuellen Energie im Körper fördern kann.

Werden Sie sich klar darüber, wen Sie suchen

Der nächste Schritt, der erfolgreichen Paaren zufolge ihrer Liebesbegegnung vorausging, hat mit der Kraft der Absicht zu tun. Wenn negative Emotionen wie Einsamkeit, Frustration und Verzweiflung den Geist belagern, mangelt es der eigenen Intention an positiver Ausrichtung, und sie steuert vergeblich in die falsche Richtung. Wenn die Gefühle aber klarer werden und das Herz beginnt sich gut zu fühlen, ist es möglich, seine Intention gezielt nach außen zu richten, um mit Gleichgesinnten Kontakt aufzunehmen. Das mag unglaublich klingen, aber es gibt gesicherte wissenschaftliche Belege aus den so genannten PEAR-Studien (Princeton Engineering Anomalies Research Studies) sowie anderen Untersuchungen, die uns zeigen, dass man die Kraft der Absicht nutzen kann, um in Kontakt mit Menschen zu kommen, die im Herzen und im Geist eine ähnliche Ausrichtung haben.

Heilen Sie vergangene Beziehungen

Ein erster Schritt, sich für die Liebe zu öffnen, besteht häufig darin, sich innerlich von vergangenen Beziehungen zu lösen, früheren Partnern zu verzeihen, sein verletztes Herz zu heilen und sich in seiner Haut wohl zu fühlen, selbst wenn man keinen Partner hat. Dieser innere Schritt, sich schließlich selbst der beste Freund zu sein, Ganzheit im eigenen Herzen zu finden und emotional nicht mehr so bedürftig zu sein, ist eine wichtige Vorbereitung auf eine Beziehung, die frei von gegenseitiger Abhängigkeit ist. Wenn zwei Menschen diesen Prozess zur gleichen Zeit durchmachen, sind die Voraussetzungen ideal, dass sie in einer Liebesbeziehung zusammenkommen.

Lösen Sie sich von negativen Einstellungen

Ein weiterer wichtiger Schritt, um die wahre Liebe zu finden, ist die Veränderung der eigenen Einstellung in Bezug auf den idealen Lebenspartner. Solange wir bei den Menschen, denen wir begegnen, nach einem idealisierten visuellen Bild suchen, werden wir viele potenzielle Partner gar nicht wahrnehmen, da sie diesem Bild nicht entsprechen. Wenn wir uns von unserem stereotypen Traumbild verabschieden und uns für Menschen öffnen, die nicht mit diesem Idealbild übereinstimmen, wird die Liebesmagie überaus gestärkt.

Verwandeln Sie Ihre Sehnsucht in einen Gefühlsmagneten

Während man loslässt und beginnt, sich in seinem Herzen gut zu fühlen, verwandelt sich die innere Erfahrung der Sehnsucht von einem negativen Schmerz im Herzen zu einer dynamischen positiven Energie, die man ausstrahlt, um die Herzen anderer Menschen zu berühren, die ebenso bereit für die Liebe sind. Dieses Buch zeigt, dass man die im Herzen wahrnehmbare Kraft der Sehnsucht, die zwei Herzen zueinander führen kann, mittlerweile wissenschaftlich messen kann.

Schalten Sie Ihr Herz auf Empfang

Wenn Herz und Geist ihre Bereitschaft für eine Liebesbegegnung ausstrahlen, spüren die beiden Menschen, die bald ein Paar sein werden, zu einem gewissen Zeitpunkt jeweils einen Herzenskontakt mit jemandem »dort draußen«, der sie ebenfalls wahrnimmt. Es gibt erstaunliche wissenschaftliche Erkenntnisse, die zeigen, wie das geschieht. Sie basieren auf Aussagen Albert Einsteins und wurden vor kurzem zum ersten Mal dokumentiert.

Lassen Sie sich von Ihrer Spontaneität leiten

Sobald sich das Gefühl einstellt, »bereits zusammen zu sein«, besteht der letzte Schritt für eine erfolgreiche Begegnung darin, sich ganz dem gegenwärtigen Moment hinzugeben und seinen Füßen die Freiheit zu gewähren, in neue Richtungen zu gehen. Jede Entscheidung, was man in einem bestimmten Moment tut, wird von der Präsenz der anderen Person begleitet … und schließlich führt dies zu der »Zufallsbegegnung« und dem sofortigen Erkennen des anderen. In Wirklichkeit ist es kein reiner Zufall, denn die Begegnung kommt aufgrund subtiler Kräfte zustande, die wir gerade erst zu verstehen und zu unserem Vorteil einzusetzen beginnen.

Das Herz auf Empfang schalten

Wissenschaftliche Erkenntnisse helfen uns, das Geheimnis von Anziehung und Begegnung zu verstehen. Aber letztlich lässt es sich mit den uns heute zur Verfügung stehenden Methoden nicht gänzlich ergründen, daher ist der beste Führer zur wahren Liebe nach wie vor die Erfahrung, die wir in unserem Herzen machen. In diesem Buch möchte ich Ihnen Auskunft über neue wissenschaftliche Erkenntnisse geben, die zeigen, dass das Herz viel mehr ist als eine biologische Pumpe. Wissenschaftler der New York University und anderer Universitäten bezeichnen das Herz mittlerweile sogar als »fünftes Gehirn«. Wir können Weisheit und Führung von unserem Herzen erhalten und lernen, mit dem Herzen zu sprechen.

Aber wenn wir uns einsam fühlen, neigen wir allzu häufig dazu, unseren Geist mit negativen Gedanken und Gefühlen zu füllen und unser Herz mit aufwühlenden Erinnerungen, deprimierenden Vorstellungen und schmerzlichen Gefühlen zu belasten. Solange wir in unseren negativen Gedanken und Gefühlen gefangen sind, verharren wir in einem Zustand, den ich als »Sendungsmodus« bezeichne: Wir senden ständig unseren inneren Schrei nach Gemeinsamkeit und Kontakt nach außen.

In diesem Buch werden wir daher das folgende Dilemma näher betrachten: Da unser Geist tobt und emotional durch unsere ständigen Sorgen und Gedanken aufgewühlt ist, schalten wir nie in den »Empfangsmodus« – in dem unser Geist und unsere Emotionen ruhig werden, so dass unser Herz sich öffnen und auf die Gegenwart ähnlich gesinnter Menschen einschwingen kann, die gerne Kontakt mit uns hätten. Und so sind wir schlicht nicht in der Lage, uns von einem anderen Herzen berühren zu lassen.

Eines der fehlenden Elemente bei der Partnersuche ist das regelmäßige bewusste Umschalten vom lauten aktiven Sendungsmodus zum leisen Empfangsmodus. Wir werden uns ein ganzes Kapitel damit befassen, wie wir unsere Gedanken und Emotionen beruhigen und unsere Herzen öffnen können, um Liebe hineinströmen zu lassen.

Ich erinnere mich gut daran, wie ich in Berlin meditierte und eine Technik übte, mit der man sich öffnen kann, um empfangsbereit zu sein. Bei meinem eigenen emotionalen Heilungsprozess war ich damals an einem Punkt angekommen, an dem ich mich von meinem letzten Beziehungsfiasko erholt hatte und mich in meinem Herzen sehr gut fühlte, obwohl ich allein war. Darüber hinaus hatte ich schließlich und endlich entdeckt, dass ich mir selbst der beste Freund sein konnte und Liebe in meinem Herzen spürte, obwohl ich »solo« war. Daher sang mein Herz eines Abends ein fröhliches Lied. Trotzdem hoffte ich natürlich, eines Tages die wahre Liebe zu finden.

Nachdem ich also die einzelnen Heilungsschritte durchgeführt hatte, durch die ich auch Sie geleiten werde, saß ich also an diesem Abend in Berlin da und konzentrierte mich auf eine wunderbare Meditation, um spirituelle Liebe in mein Herz hineinströmen zu lassen – und plötzlich, während ich mein Herz ruhig im Empfangsmodus hielt, wurde ich mir deutlich der Präsenz einer bestimmten Person tief in meinem Herzen bewusst.

Ich war so perplex, dass ich aus der Meditation herausgerissen wurde und mich fragte, was geschehen war. Ich brauchte eine Weile, um mich zu sammeln und die Meditation fortzusetzen. Als ich wieder in den empfänglichen Teil meines Herzens vorgedrungen war, wurde ich mir erneut der liebenden Präsenz einer bestimmten Person in meinem Herzen bewusst.

In den folgenden drei Wochen führte ich regelmäßig diese Meditation durch und konzentrierte mich auf das Gefühl, eine Verbindung zu jemandem »dort draußen« zu haben, der meine Präsenz ebenfalls wahrnahm. Und da ich diesem neuen Gefühl und der Anziehungskraft meines Herzens vertraute und mich dem hingab, war ich in der Lage, mich selbst zu befreien, mich für spontane Veränderungen in meinem Alltag zu öffnen, bis ich schließlich, ja, eine Tür öffnete – und sie vor mir stand ...

Die Logik der Liebe

Wenn ich heute über den radikalen Prozess nachdenke, der mich mit der Liebe meines Lebens zusammengebracht hat, frage ich mich, inwieweit man ihn mit wissenschaftlicher Logik erklären kann und wie viel davon ein Geheimnis bleibt. Denn wenn wir uns verlieben, kommen stets höhere Kräfte ins Spiel, die uns in der Liebe zusammenführen und die der menschliche Geist nicht erfassen kann.

Wir können unseren Geist in der Tat steuern und bewusst unsere psychologischen Hemmungen überwinden, die zwischen uns und der wahren Liebe stehen. Aber in diesem Buch werde ich Sie auch dazu auffordern, sich zeitweilig von der begrenzten Sicht des denkenden Geistes zu verabschieden, damit Sie sich auf die tieferen Anziehungskräfte einlassen können, die Ihnen helfen, die ersehnte Liebe zu finden.

Die Mentaltechniken, die in diesem Buch vorgestellt werden, haben auch eine spirituelle Dimension, da die Wissenschaft uns nur begrenzt weiterhilft, wenn es um das Geheimnis von Liebe und Intimität geht. Um die Techniken erfolgreich durchführen zu können, muss man allerdings an keine bestimmte Lehre über Gott oder das universelle Bewusstsein glauben oder wie auch immer man die höhere vereinigende Kraft des Universums bezeichnen möchte. In diesem Buch geht es nicht um Glaubenssysteme oder Vorstellungen des denkenden Geistes, sondern um tatsächliche Erfahrungen, die sehr real sind, da Sie diese in Ihrem Herzen spüren.

Die Quintessenz ist folgende: Sie sind mit einem denkenden Geist gesegnet, der eine große Kraft besitzt, wenn er von negativen Einstellungen und Erwartungen befreit ist. Sie verfügen zudem über ein Herz mit tiefen Empfindungen, das ebenfalls eine große Kraft hat, wenn es von emotionalen Verletzungen und Anspannungen befreit ist. Und Ihre wahre Fähigkeit, die Liebe zu finden, die Sie sich so sehr wünschen, wird aktiviert, wenn Sie lernen, Geist und Herz zusammenzubringen. Das ist der entscheidende Schritt, den Sie hier meistern werden. Er wird

Ihre chronische Sehnsucht in eine starke Anziehungskraft verwandeln, so dass die wahre Liebe Sie finden kann.

Sie sind ein Single und versuchen den einen perfekten Menschen »dort draußen« zu finden, der Ihr idealer Partner ist. Aber in Wirklichkeit gibt es für Sie eine ganze Reihe von potenziellen Lebenspartnern dort draußen, Menschen, die bestens zu Ihnen passen und die nach jemandem suchen, der genauso ist wie Sie. Wenn Sie sich vom Ideal des »einen Seelenpartners« lösen können und sich für die Tatsache öffnen, dass es viele Menschen gibt, die Ihre tiefe Sehnsucht nach einer innigen Partnerschaft erfüllen können, mehren Sie die Chancen für eine Begegnung erheblich.

Wenn wir davon ausgehen, dass Sie irgendwann in der Zukunft einem solchen Menschen begegnen werden, dann sind Sie den Gesetzen der Logik zufolge bereits auf dem besten Weg zu einer Begegnung. Immer wieder werden Sie an jemandem vorbeigehen, der Ihr idealer Partner sein könnte, aber in vielen Fällen wird einer von Ihnen beiden nicht bereit für eine Begegnung sein. Doch zu einem bestimmten Zeitpunkt wird Ihre Ausrichtung mit der eines anderen Menschen übereinstimmen. Und selbst jetzt, in diesem Augenblick, sind Sie bereits auf diesen Menschen ausgerichtet und daher in Verbindung mit ihm.

Wenn Sie sich dieser Gewissheit bewusst werden, während Sie die nächsten Atemzüge machen, und sich die Zeit, die sich zwischen Ihnen und Ihrer neuen Liebe befindet, bereits von allein ständig reduziert, können Sie sich dafür entscheiden, einfach zu entspannen. Genießen Sie es, sich unweigerlich auf die Begegnung zuzubewegen. In den nächsten Wochen und möglicherweise Monaten, in denen Sie lernen, einige Bereiche Ihres Geistes aktiv zu steuern, können Sie sich entspannen und darauf vertrauen, dass die Bereiche des Geistes, die Sie nicht beeinflussen können, auf natürliche Weise für Sie arbeiten werden.

Die Methode: Sie und Ihr Partner sind bereits zusammen

Wie ich bereits erwähnt habe, gibt es Hunderte, vielleicht sogar Tausende von ähnlich gesinnten Menschen – und jeder von diesen könnte Ihnen als Lebenspartner anhaltend Erfüllung bringen. Wer weiß, für welchen dieser Menschen es bestimmt ist, Ihnen zu begegnen und eine Bindung mit Ihnen einzugehen. Aber ab sofort müssen Sie abends nicht mehr hilflos und allein dasitzen oder sich in einer Gruppe einsam und isoliert fühlen.

Stattdessen können Sie nun regelmäßig mit angenehmen Übungen und Meditationen aktiv werden, die Ihr Herz und Ihren Geist auf eine erfüllende Liebe vorbereiten. Sie sind nicht länger ein Opfer, denn Ihnen stehen die nötigen mentalen Werkzeuge zur Verfügung, um die wichtigste Herausforderung Ihres Herzens Schritt für Schritt erfolgreich zu meistern.

Darüber hinaus sind Sie nicht länger allein. In diesem Moment ist der Mensch, dem Sie irgendwann in der Zukunft begegnen und in den Sie sich verlieben werden, bereits da und hält nach Ihnen Ausschau. Er ahnt die bevorstehende Begegnung ebenso voraus wie Sie. In diesem Buch geht es darum, wie Sie sich bereits jetzt auf diesen Menschen einschwingen, so dass Sie eine Herzensverbindung aufbauen können, noch bevor Sie sich tatsächlich zum ersten Mal begegnen. Mit dem Gefühl, im Herzen bereits zusammen zu sein, wird der Prozess, einander zu finden, viel leichter und schöner!

Den Geist auf die Liebe ausrichten

Der Schlüssel zum Erfolg liegt bei unserer Methode darin, den Geist bewusst zu steuern. Anstatt Ihr Liebesleben einfach automatisch dahinlaufen zu lassen, können Sie Ihre Aufmerksamkeit regelmäßig in die Richtungen lenken, die Ihre Liebeserfahrungen optimieren.

Wir beginnen im ersten Kapitel sehr sanft mit diesem Prozess. Sie werden einfache Techniken erlernen, um die Aufmerksamkeit des Geistes vom ständigen Gefühl der Einsamkeit, Hoffnungslosigkeit und Verwirrung auf positive Gefühle in Ihrem Körper zu verlagern. Sie werden überrascht sein, wie leicht es ist, ein angenehmes Wohlgefühl in Ihrem Körper und besonders in Ihrem Herzen hervorzurufen.

Dann werden wir Ihre bisherigen Vorstellungen über Ihren idealen Partner genauer betrachten und sie erweitern, so dass Sie sich für alle potenziellen Partner öffnen, mit denen Sie eine dauerhafte erfüllende Partnerschaft aufbauen könnten. Wir werden zudem die emotionalen Wunden Ihres Herzens untersuchen, also Wunden, die aus früheren Beziehungen stammen, und durch einen Heilungsprozess gehen, der Sie in die Lage versetzt, zu verzeihen und sich von alten Beziehungen zu lösen sowie sich für die Liebe zu öffnen – genau so, wie Sie sind. Und sobald Sie gelernt haben, eine positive, unabhängige Präsenz auszustrahlen, beginnen wir mit der Aktionsphase, in der Sie die neuen wissenschaftlichen Erkenntnisse über die Kraft der Intention anwenden und Ihr Herz öffnen, um Ihren ersehnten Partner anzuziehen.

Mir ist sehr bewusst, dass dieses Buch eine große Herausforderung für Sie darstellt, da Sie Ihre innersten Gefühle, Verletzungen, Sehnsüchte und Unsicherheiten untersuchen und aufdecken werden. Aber ich verspreche Ihnen, dass ich Sie bei jedem Schritt auf diesem Weg mit hervorragenden mentalen und emotionalen Instrumenten ausstatten werde. So können Sie alte Verletzungen heilen und negative geistige Gewohnheiten verändern, während Sie sich gleichzeitig mehr lieben lernen und Ihr Herz für andere öffnen, die Sie so lieben, wie Sie sind.

Lassen Sie uns nun mit dem mentalen Training beginnen. Wenn Sie zusätzliche Anleitungen zu den Übungen haben möchten, können Sie meine Internetseite www.johnselby.com aufrufen. Dort haben Sie darüber hinaus die Möglichkeit, sich online mit anderen Menschen auszutauschen, die ebenfalls mit diesem Programm arbeiten. Während des gesamten Prozesses sollten Sie stets daran denken, dass Sie nicht unter Zeitdruck stehen. Schließlich hängt der Erfolg Ihrer zukünftigen Begegnungen von einer guten Vorbereitung auf die Liebe ab.

Räumen Sie sich daher großzügige Zeiträume ein, um jeden Schritt des Prozesses zu genießen, bei dem Sie Ihr Herz und Ihre Seele ganz auf die Liebe einstimmen.

Leitgedanken

Die meisten Kapitel in diesem Buch enden mit einer Übung, einer Reflexion oder mit einer Meditation, die Sie ausprobieren und vielleicht auswendig lernen können. Dieses Einleitungskapitel möchte ich mit zehn Leitgedanken abschließen, die Ihren Erfolg bei der Suche nach der wahren Liebe fördern werden. Lesen Sie diese bitte nacheinander durch. Halten Sie nach jedem Leitgedanken inne und überlegen Sie, wie Sie im Moment darüber denken. Stimmen Sie der Aussage zu? Achten Sie darauf, welche Gedanken zu Ihnen kommen, während Sie ein paar Atemzüge lang innehalten ...

1. Was in Ihrem Leben geschieht, hängt davon ab, worauf Sie Ihre Aufmerksamkeit richten ...

In jedem neuen Moment bestimmen Sie Ihr Schicksal, je nachdem, woran Sie denken und worauf sich Ihr Geist ausrichtet. Die Frage, worauf Sie Ihre Aufmerksamkeit richten, spielt für die Liebe eine entscheidende Rolle, da geistige und emotionale Gewohnheiten häufig die Fähigkeit blockieren, einen passenden Partner zu finden und anzuziehen. Sind Sie bereit, die Aufmerksamkeit Ihres Geistes bewusst zu steuern?

2. Ihre sexuelle Energie ist die grundlegende Kraft, um Liebe anzuziehen ...

Wie die Wissenschaft uns zeigt, ist der Körper von Natur aus magnetisch und elektrisch aufgeladen, und Ihre Kraft, in Kontakt mit ähnlich gesinnten Menschen zu kommen und Sie anzuziehen, hängt in jedem Moment von der Steuerung Ihrer sexuellen Energie ab. Sind Sie bereit zu lernen, Ihre sexuelle Energie zu reinigen und zu steigern, um die Liebe in Ihrem Leben anzuziehen?

3. In jedem beliebigen Moment steht Ihnen eine Vielzahl potenzieller Partner zur Verfügung ...

Die Vorstellung, es gäbe nur einen einzigen Menschen auf der ganzen Welt, der ein geeigneter Partner für Sie wäre, ist schlicht falsch, und Sie sollten sich davon lösen. Es gibt Hunderte, ja sogar Tausende von Menschen, mit denen Sie erfolgreich eine Beziehung aufbauen und ein Leben lang zusammenbleiben können. Deshalb versuchen Sie bei unserer Methode nicht, nur einer Person auf der ganzen Welt zu begegnen und sie anzuziehen, Sie versuchen vielmehr, Kontakt mit all den Menschen aufzunehmen, die zu Ihnen passen und die ebenfalls auf der Suche sind. Sind Sie bereit, sich für diese Menschen zu öffnen, damit Sie viele Möglichkeiten haben?

4. Die Kraft Ihrer Intention wird von anderen wahrgenommen – wenn sie richtig gesteuert wird ...

Wie vor kurzem wissenschaftlich nachgewiesen wurde, strahlen Sie Ihre Intention aus, und sie wird von anderen Menschen jenseits der Grenzen von Raum und Zeit wahrgenommen. Sie können spezielle Meditationen zur Steuerung des Geistes erlernen, um sich über Ihre Intention in Bezug auf die Liebe klar zu werden. Was Sie in die Welt aussenden, ist dann frei von alten Vorstellungen und Gefühlen und stößt auf Resonanz bei ähnlich gesinnten Menschen. Sind Sie bereit zu lernen, Ihre Intention auf diese Weise zu steuern?

5. Ihr Herz sendet und empfängt – Sie können aus der Entfernung Kontakt mit einem anderen Herzen aufnehmen ...

Wissenschaftliche Untersuchungen zeigen, dass das Herz ein starkes Sende- und Empfangssystem ist und sich auf kompatible Ausstrahlungen einschwingen kann. Auf diese Weise entsteht ein inneres Gefühl der Verbundenheit – noch vor dem Moment der tatsächlichen Begegnung. Sind Sie bereit, Ihr Herz darauf vorzubereiten, Ihre Persönlichkeit, Präsenz, Intention und Sehnsüchte auf positive und kraftvolle Weise auszustrahlen?

6. Sie müssen in den Empfangsmodus umschalten, um einen Herzenskontakt herzustellen ...

Die meiste Zeit befinden wir uns im Sendemodus und denken, denken, denken. Mithilfe unserer Methode lernen Sie, Ihren Geist und die Aussendungen Ihres Herzens regelmäßig zu beruhigen, damit Sie in den Empfangsmodus umschalten können. Dann nämlich ist es anderen Menschen möglich, Sie zu erreichen und zu entdecken! Auf diese Weise lassen Sie bewusst zu, dass die Liebe Sie findet. Halten Sie inne und werden Sie ruhig. Und nehmen Sie im gegenwärtigen Moment wahr, wer dort draußen nach Ihnen sucht. Sind Sie bereit, sich verletzbar zu machen und ähnlich gesinnte Menschen energievoll auf sich zukommen zu lassen? Sind Sie bereit, von ihrer Liebe, Sehnsucht und Präsenz berührt zu werden?

7. Sie müssen Ihr Herz heilen, bevor Sie sich auf eine neue Liebe einlassen können ...

Wir alle sind in früheren Liebesbeziehungen schon einmal verletzt worden. Wenn wir unseren Geist nicht steuern und vergangene Beziehungskonflikte nicht bewusst akzeptieren und loslassen, können wir unser Herz nicht für eine neue Liebe öffnen. Ein wichtiger Teil unseres Programms ist die emotionale Heilung. Sind Sie bereit, sich zu erinnern ... zu verzeihen ... alte Verletzungen heilen zu lassen und sich von ihnen zu lösen?

8. Wenn Sie emotional nicht mehr bedürftig sind, dann sind Sie bereit für eine neue Liebe ...

Allzu häufig suchen wir uns einen Sexualpartner, weil wir uns innerlich leer fühlen und uns nach jemandem sehnen, der uns das Gefühl gibt, »ganz« zu sein. Eine reife Liebe, die eine dauerhafte Beziehung fördert, beginnt mit der Selbstliebe. Wenn man sich in der eigenen Haut wohl fühlt und zufrieden mit seiner eigenen Gesellschaft ist, hat man den perfekten Zustand erreicht, an dem man eine starke Ausstrahlung hat und einem Menschen begegnen kann, der ebenso ganz ist. Diese innere »Ganzheit« ist die Basis für eine dauerhafte Liebe, und dieses Buch zeigt Ihnen, wie Sie die Eigenliebe und Ihre innere Ruhe fördern können. Sind Sie bereit, sich von einem emotional bedürftigen Menschen zu einem Menschen zu entwickeln, der sich emotional ganz fühlt, egal, ob er alleine ist oder einen Lebenspartner hat?

9. Die grundlegende Anziehungsmeditation sollte mindestens einmal täglich durchgeführt werden …

Unsere Methode ist eine ganzheitliche Technik, um Zufriedenheit und emotionale Gesundheit zu erlangen – als Vorbereitung für eine erfolgreiche Partnersuche. Sie sollten die vorbereitenden sieben Schritte und die Anziehungsmeditation, die Sie in diesem Buch erlernen, regelmäßig durchführen, damit die innere Heilung stattfinden kann und Sie die Techniken zur Steuerung des Geistes meistern. Es ist angenehm, die Meditation durchzuführen, und sie wird rasch zu innerem Wachstum führen sowie Ihr inneres Potenzial fördern. Ihr Partner wird wie durch einen Zauber auftauchen, vor allem, weil Sie entsprechend auf diese Begegnung vorbereitet sind. Sind Sie bereit, dieses Buch zu lesen und sich jeden Tag Zeit zu nehmen, um sich aktiv auf die wahre Liebe vorzubereiten?

10. Sie können nicht erzwingen, dass die Liebe zu Ihnen kommt – aber Sie können zulassen, dass sie Sie findet …

Während Sie nach der wahren Liebe suchen, gibt es Menschen mit der gleichen Ausrichtung, die nach Ihnen suchen. Sobald Sie einen Herzenskontakt mit jemandem »da draußen« herstellen, beginnen Sie beide mit einem wahrhaften Tanz. Sie treffen eine Entscheidung nach der anderen, die schließlich zum Moment der körperlichen Übereinstimmung und Begegnung führen. Sie können diese Begegnung nicht erzwingen. Sie können nur im Empfangsmodus bleiben und zulassen, dass die Liebe Sie findet. Sind Sie bereit, sich beherzt auf eine neue Art der Suche einzulassen, bei der Sie aufhören, Ihr Liebesleben zu manipulieren, und sich stattdessen der tieferen Magie der Liebe hingeben?

Bevor wir mit unserem Trainingsprogramm beginnen, wollen wir uns mit einer kleinen Übung auf den Prozess einstimmen:

Setzen Sie sich bequem auf einen Stuhl oder ein Kissen und beobachten Sie, was in diesem Moment geschieht, wenn Sie für ein paar Augenblicke innehalten ... sich auf Ihre Atmung einschwingen ... auf Ihr Herz ... Ihre Sehnsüchte. Achten Sie darauf, ob Sie jemanden dort draußen wahrnehmen können ... der sich ebenfalls danach sehnt, Ihnen zu begegnen ...

Halten Sie inne ... atmen Sie ... denken Sie nach ... erleben Sie

Teil eins

In sieben Schritten zum Traumpartner

Herzensbegegnung – Eins

Lesley wohnte seit zirka sieben Monaten mit einer Freundin zusammen, nachdem ihre letzte Beziehung schmerzlich in die Brüche gegangen war. Sie hatte den Trennungsschmerz zum größten Teil überwunden und es ging ihr mittlerweile wieder ganz gut. Als sie an diesem Abend aus der Straßenbahn ausstieg und sich auf den Weg zu ihrer Wohnung machte, fühlte sie sich sogar ein bisschen sexy. Lesen Sie nun, wie sie selbst die nächsten Minuten beschreibt:

An diesem Abend ging ein starker Wind. Es war kalt, und ich beeilte mich, um schnell aus diesem Wetter herauszukommen. Aber ich fühlte mich auch gestärkt durch das schnelle Gehen und irgendwie heiter und optimistisch. Ein Arbeitskollege, den ich ganz gern mag, hatte beim Mittagessen mit mir geflirtet, und das hatte mir ein gutes Gefühl verliehen. Ich glaube, deshalb fühlte ich mich ein bisschen sexy, als ich die Straße entlangging und daran dachte, ein heißes Bad zu nehmen, wenn ich nach Hause kam.

Ein durchschnittlich aussehender Mann in meinem Alter kam mir entgegen. Zuerst beachtete ich ihn überhaupt nicht. Aber als er näher kam, dachte ich, ich würde ihn kennen. Er kam mir auf seltsame Weise bekannt vor, obwohl ich nicht wusste, woher. Ich verlangsamte meinen Schritt, und er tat es ebenfalls. Mein Herz begann unvermittelt heftiger zu schlagen, und mir wurde etwas schwindlig, so als müsste ich stehen bleiben und nach Atem ringen, obwohl die Straße gar nicht so steil war.

Wir gingen aneinander vorbei und unsere Augen begegneten sich für einen kurzen Augenblick, dann ging ich weiter die Straße hinauf – aber sein intensiver Blick war direkt in meine Seele gedrungen. Das Gefühl war so stark, dass ich mich unwillkürlich und fast panisch nach ihm umdrehte. Ich wollte ihm sogar etwas nachrufen. Ich weiß nicht was. Aber anstatt zu rufen, stand ich einfach da – denn auch er war stehen geblieben und sah mich an.

Ich erinnere mich an das Geräusch des Windes, der mir die Haare ins Gesicht wehte, und einen Moment lang war ich so überwältigt von meinen Gefühlen, dass ich die Flucht ergreifen wollte. Er kam auf mich zu, und ich machte ein paar Schritte in seine Richtung, bis wir uns nah gegenüberstanden. Wir standen einfach da, wer weiß wie lange, und sahen uns in die Augen … und das war's: Es funkte zwischen uns, und wir wurden ein Paar.

Sehnsüchte und Bedürfnisse erkennen

Lassen Sie uns unsere Reise beginnen, indem wir uns ansehen, was Sie dazu veranlasst hat, dieses Buch in die Hand zu nehmen. Wir alle haben eine ganze Reihe von emotionalen Bedürfnissen und Sehnsüchten, die uns unser ganzes Leben lang drängen, dass wir sie erfüllen. Es ist wichtig zu erkennen, dass jeder von uns die gleiche emotionale Sehnsucht danach hat, von seiner Familie, von Freunden und anderen Menschen in seinem Umfeld akzeptiert zu werden. Darüber hinaus sehnen wir uns danach, unsere Gefühle mit jemandem zu teilen, der uns liebevoll annimmt, so, wie wir sind. Zudem wünschen wir uns körperlichen Kontakt – mit einem Menschen, der unsere herzlichen Umarmungen und unsere Freundschaft liebevoll erwidert.

Überdies sehnen wir uns danach, regelmäßig unser sexuelles Verlangen zum Ausdruck zu bringen, alle Einschränkungen außer Acht zu lassen und unsere Erotik mit jemandem, den wir attraktiv finden, voll und ganz auszuleben. Ich hoffe, Sie erlauben mir, offen über diese tiefste Dimension unserer Liebessehnsüchte zu sprechen, damit wir direkt zum Kern Ihrer Sehnsucht kommen, die Sie im Moment dazu drängt, dieses Buch zu lesen. Die Sehnsucht nach Liebe ist ein sehr wertvolles, wunderbares Gefühl. Und die Erfüllung dieser Sehnsucht sollte bei Ihnen an oberster Stelle stehen.

Die Energie der Gefühle

Viele Klienten, die in meine Praxis kommen und psychologische oder spirituelle Hilfe suchen, klagen darüber, dass sie Depressionen hätten, sich ständig Sorgen machten, nachts nicht schlafen oder sich bei der Arbeit nicht konzentrieren könnten. Häufig klagen sie auch über ihre Eltern, über Freunde, den Chef oder ihren Partner und darüber, wie ungerecht sie von der Welt behandelt würden. Oft suchen sie die Schuld für ihren inneren Schmerz bei sich selbst. Sie fühlen sich unzulänglich, sehen sich als hoffnungslose Versager und haben aufgegeben, dafür zu kämpfen, sich selbst zu helfen.

Aber sobald sie sich über ihre Gefühle und Enttäuschungen im Leben klar werden, geht es fast immer um die einfache Tatsache, dass sie sich im tiefsten Inneren allein, einsam und nicht geliebt fühlen. Ich hatte so gut wie noch nie einen Klienten, der sich geliebt fühlte und selbst in der Lage war, jemanden aus tiefstem Herzen zu lieben, und trotzdem psychologische Hilfe brauchte. Wenn Menschen in meine Praxis kommen, fehlt ihnen fast immer ein Partner, der sie so liebt, wie sie sind, und gleichzeitig ein wahrer Freund ist.

Die meisten meiner Klienten können ihre Verletzungen tatsächlich erst dann heilen, wenn sie gelernt haben, sich die tiefsten Wünsche und Sehnsüchte ihres Herzens einzugestehen, und dann die Kunst meistern, ihr Herz für die Liebe zu öffnen und einen Partner zu finden, der meinen Platz als Freund und Vertrauensperson einnimmt. Bei vielen therapeutischen Methoden verbringen Klienten Jahre damit, ihre Vergangenheit zu analysieren und gigantische neue Lebenskonzepte zu entwickeln. Häufig wird das grundlegende Bedürfnis des Klienten, sich über die elementaren Sehnsüchte seines Herzens klar zu werden und diese zu erfüllen, nicht direkt angesprochen, geschweige denn befriedigt.

Ich gehe davon aus, dass Sie sich bei der Suche nach der wahren Liebe auf die Überholspur begeben möchten. Ich werde dieses Buch daher nicht mit komplexen Theorien über die Liebe, sexuelle Sehnsüchte und deren Erfüllung überfrachten. Wir werden uns stattdessen stark auf Sie konzentrieren und darauf, was Sie empfinden, während Sie dieses Buch lesen. Zudem werden wir den inneren Druck untersuchen, der Sie zum Handeln zwingt. Diese innere Energie werden wir dann nutzen, um den Heilungsprozess in Gang zu bringen, Erkenntnisse zu gewinnen und handeln zu können, damit ihre Sehnsüchte erfüllt werden.

Beginnen wir also mit dem ersten Schritt, bei dem Sie Ihre Aufmerksamkeit direkt auf Ihre inneren Gefühle lenken. Das ist keine intellektuelle Übung. Vielmehr werden Sie sich ansehen, welche

Gefühle unter einem inneren Druck stehen und sich danach sehnen, erfüllt zu werden. Ihre Bedürfnisse sind nichts Abstraktes, sondern eine echte Energie. Und diese Energie werden wir anzapfen, um Ihre Ziele in der Liebe zu verwirklichen. Die Herausforderung besteht darin, die emotionale Energie zu erkennen, zu reinigen und dann in die richtige Richtung zu lenken, damit sie Früchte trägt. Stürzen wir uns also hinein, indem wir uns auf Ihre Atmung konzentrieren, denn tatsächlich werden all Ihre Gefühle und Wünsche anhand Ihrer Atmung greifbar. Durch die Atmung kommen Ihre Sehnsüchte zum Ausdruck und wir können Ihre eigentlichen Beweggründe ermitteln:

Lassen Sie, während Sie dies lesen, zu, dass die Worte die Aufmerksamkeit Ihres Geistes in Richtungen lenken, die ans Licht bringen, was wirklich ihn Ihnen vorgeht. Richten Sie Ihre Wahrnehmung sanft darauf, wie die Luft sich anfühlt, die mit Ihren Atemzügen durch Ihre Nase (oder Ihren Mund) ein- und wieder ausströmt ... versuchen Sie nicht, Ihre Atmung zu steuern ... erleben Sie einfach, welcher Wahrnehmungen Sie sich bewusst werden, die Luft, die einströmt ... und ausströmt ... und wieder einströmt ...

Während Sie Ihre Aufmerksamkeit nun weiterhin auf das Gefühl der ein- und ausströmenden Luft richten, dehnen Sie Ihr Bewusstsein aus, so dass Sie zusätzlich die Bewegungen in Ihrer Brust und Ihrem Bauch wahrnehmen, während die Atemzüge kommen und gehen ... versuchen Sie auch jetzt nicht, den Atem zu steuern ... lassen Sie Ihre Atmung innehalten, wenn sie möchte ... erleben Sie, wie es sich anfühlt, wenn die Luft herausgeströmt ist ... und lassen Sie Ihren nächsten Atemzug ganz von allein kommen ... nehmen Sie wahr, was Sie die ganze Zeit erleben, was durch Ihre natürliche Atmung geschieht.

Halten Sie ein paar Atemzüge lang inne, schließen Sie die Augen, wenn Sie möchten, und schwingen Sie sich ganz auf die Wahrnehmung Ihres Atems ein ... nehmen Sie wahr, ob Ihre Atmung angespannt oder entspannt ist ... ob sie sich angenehm anfühlt oder mit einem belastenden Gefühl verknüpft ist ...

Halten Sie inne ... atmen Sie ... denken Sie nach ... erleben Sie

Die Aufmerksamkeit auf das Herz lenken

Sich auf die Atmung einzuschwingen ist in der Regel die beste Übung für alles, was mit Ihren Gefühlen und Sehnsüchten zu tun hat. Ihre Atmung in einem bestimmten Moment zeigt immer, wie Sie sich fühlen. Und wenn Sie sich Ihrer Atmung regelmäßig bewusst werden, sind Sie tief mit Ihren Gefühlen verbunden. Auf diese Weise können Sie beispielsweise etwas gegen Ihre Unzufriedenheit tun. Und wenn Ihre Gefühle angenehm sind, können Sie sie voll und ganz genießen.

Bei meiner Arbeit gibt es noch eine weitere Ausdehnung des Bewusstseins, die über die bewusste Atmung hinausgeht und regelmäßig durchgeführt werden kann. Wenn Sie wahrnehmen, wie die Luft durch Ihre Nase ein- und ausströmt (probieren Sie es jetzt gleich noch einmal aus!), und Ihre Aufmerksamkeit dann ausdehnen, um die Bewegungen in Ihrer Brust und Ihrem Bauch ebenfalls wahrzunehmen, erreichen Sie etwas Bemerkenswertes: Sie schalten vom üblichen kontinuierlichen Gedankenstrom in Ihrem Kopf um auf die Wahrnehmung Ihrer Nase und dann Ihrer Brust und Ihres Bauches. Das bewusste Atmen bringt Sie augenblicklich von den Gedanken zum Gefühl. Und sobald Sie sich auf Ihre Brust und Ihren Bauch konzentrieren und die Bewegungen in Ihrem Oberkörper wahrnehmen, sind Sie mühelos in der Lage, Ihr Bewusstsein noch eine Idee weiter auszudehnen – um Ihr Herz inmitten der Atmung wahrzunehmen.

Für jemanden, der unter Einsamkeit leidet oder keine erfüllte Beziehung hat, ist es häufig sehr schwer, die Aufmerksamkeit direkt auf das eigene Herz zu lenken. Warum ist das so? Weil das Herz ständig leidet! Und wer möchte sich schon auf den Schmerz des Herzens konzentrieren? Viel besser scheint es da doch zu sein, sich nicht auf den Bereich des Herzens auszurichten, in dem so viel Schmerz sitzt, oder?

Das ist falsch! Schlimmer als den Schmerz eines einsamen Herzens zu spüren, ist es, gar keine Verbindung zu seinem Herzen zu haben. Viele Menschen machen ihr Herz gefühllos und gewöhnen sich an, ständig auf den Kopf und die Gedanken fixiert zu sein, um dem Schmerz in ihrem Herzen auszuweichen. Damit begeben sie sich in den Hades ohne Gefühle. Sie sind wie tot, obwohl sie noch leben, und leiden auf diese Weise natürlich am meisten.

Ich werde Ihnen in diesem Buch daher immer wieder vorschlagen, Ihre Aufmerksamkeit regelmäßig auf den Bereich Ihres Herzens zu lenken, damit es heilen kann und der Anziehungsprozess möglich wird, der eine neue Liebe in Ihr Herz und Ihr Leben bringen wird. Ich versichere Ihnen, dass wir nicht bei den negativen, schmerzlichen Gefühlen stehen bleiben. Wenn Sie Ihre Aufmerksamkeit auf Ihr Herz richten, werden Sie schnell neue Techniken erlernen, die Veränderung, Wachstum und Heilung mit sich bringen – sowie Liebe, die in Ihr Herz hineinströmt.

Ich werde Sie gleich durch den einfachen, aber dramatischen Prozess führen, bei dem Sie direkt in Ihr Herz hineinsehen und alle Emotionen, die dort sind, spüren werden. Sie werden genau feststellen können, wonach Sie sich in Ihrem Leben sehnen. Danach können Sie die Kraft der Intention aktivieren, um Ihre Sehnsucht zu erfüllen. Mit Intention ist hier die treibende Kraft gemeint, die Schritt für Schritt zur Verwirklichung Ihres Traums führt. Lassen Sie uns zunächst herausfinden, wie dieser Traum aussieht. Dann entwickeln wir ihn bewusst weiter, damit Sie ihn sich tatsächlich erfüllen können. Also, los geht's! Aber gehen Sie langsam und Schritt für Schritt vor, um sich an das neue Terrain zu gewöhnen. Denken Sie daran, dass Sie jedes Mal, wenn Sie diesen Prozess durchlaufen, eine neue Erfahrung machen werden. Und jede neue Erfahrung wird genau das sein, wofür Sie in ebendiesem Moment bereit sind.

Während Sie diese Worte lesen, erlauben Sie Ihrer geistigen Aufmerksamkeit, sich zu verlagern, so dass sie sich auf die Sinneswahrnehmung in Ihrer Nase konzentriert, während Sie atmen … versuchen Sie nicht, Ihre Atmung zu steuern … lassen Sie zu, dass sie eine Pause macht … und wieder einsetzt … und während Sie spüren, wie die Luft durch Ihre Nase (oder Ihren Mund) ein- und ausströmt, dehnen Sie Ihre Aufmerksamkeit auf die Wahrnehmung der Bewegungen in Ihrer Brust und Ihrem Bauch aus – spüren Sie alles gleichzeitig!

Nehmen Sie Ihre Atmung weiterhin wahr und erlauben Sie Ihrem Bewusstsein nun, sich mühelos zu erweitern, so dass Sie sich auch der Gefühle in Ihrem Herzen bewusst werden, inmitten Ihrer Atmung ...

Versuchen Sie nicht, irgendetwas zu verändern ... erleben Sie nur Ihre Atemzüge, die kommen und gehen ... erlauben Sie Ihrer Atmung, von allein langsamer und tiefer zu werden ... und seien Sie sich inmitten Ihrer Atmung bewusst, wie sich Ihr Herz in diesem Moment fühlt ... atmen Sie in dieses Gefühl hinein ... erlauben Sie ihm, sich zu verändern oder gleich zu bleiben ... erleben Sie einfach, wie Sie sich genau jetzt in Ihrem Herzen fühlen, die nächsten fünf bis zehn Atemzüge lang ...

Halten Sie inne ... atmen Sie ... denken Sie nach ... erleben Sie

Herz-Quiz

Bleiben Sie sich Ihres Herzens bewusst und lassen Sie mich Ihnen währenddessen ein paar Fragen stellen, die klären können, was Sie in Ihrem Leben vermissen. Lesen Sie die erste Frage, konzentrieren Sie sich dann auf Ihre Atmung und lesen Sie die Frage daraufhin langsam noch einmal. Schließen Sie Ihre Augen und sagen Sie zu sich selbst: »Ja, ich sehne mich nach einer Liebesbeziehung zurück, die vorbei ist.« Oder, wenn das nicht der Fall ist: »Nein, ich sehne mich nicht nach einer Liebesbeziehung zurück, die vorbei ist.« Während Sie die Frage mit diesen einfachen Worten beantworten, werden Sie in Ihrem Herzen spüren, was Sie wirklich suchen. Und denken Sie immer an Folgendes: Sich Ihrer Atmung bewusst zu sein ist der Weg zu Ihrem Herzen. Bevor Sie nun zur nächsten Frage übergehen und wie beschrieben durch den Prozess gehen, sollten Sie Ihre Aufmerksamkeit auf die Luft richten, die durch Ihre Nase ein- und ausströmt ... dehnen Sie Ihr Bewusstsein auf die Bewegungen in Ihrer Brust und Ihrem Bauch aus, während Sie atmen ... und dehnen Sie es dann erneut aus, so dass Sie auch das Gefühl in Ihrem Herzen wahrnehmen. Beginnen sie nun mit dem Herz-Quiz:

Herz-Quiz 1: Sehnen Sie sich nach einer Liebesbeziehung zurück, die vorbei ist?

Herz-Quiz 2: Sehnen Sie sich danach, einen neuen Partner und Lebensgefährten zu finden?

Herz-Quiz 3: Sehnen Sie sich danach, jemanden zu finden, der Ihr bester Freund/Ihre beste Freundin ist?

Herz-Quiz 4: Sehnen Sie sich stark danach, einen Partner zu finden, mit dem Sie eine erfüllte Sexualität haben?

Herz-Quiz 5: Sehnen Sie sich nach jemandem, dem Sie emotional nah sein können?

Herz-Quiz 6: Sehnen Sie sich nach einem Ehepartner, mit dem Sie eine Familie gründen können?

Herz-Quiz 7: Sehnen Sie sich nach einem spirituellen Partner, mit dem Sie den Rest Ihres Lebens verbringen können?

Dieses scheinbar einfache Quiz kann eine starke Wirkung haben, wenn Sie zulassen, dass es Ihnen hilft, zum Kern Ihrer inneren Sehnsucht vorzudringen. Während Sie sich der Gefühle bewusst bleiben, die durch die Fragen hervorgerufen wurden, wollen wir Ihr Herz nun gezielt fragen: Wen brauchen Sie, um Ihre gegenwärtige Unzufriedenheit zu überwinden? Wen suchen Sie wirklich? Nehmen Sie sich zwischen Ihren Antworten wieder Zeit, um Ihre Aufmerksamkeit auf Ihre Atmung und Ihr Herz zu richten. Atmen Sie in Ihre aufkommenden Gedanken und Gefühle hinein, egal, wie diese aussehen, während Sie die folgenden Sätze zu sich selbst sagen und sie beantworten. Seien Sie offen für Überraschungen, und erlauben Sie der intuitiven Stimme Ihres Herzens, zu Ihnen zu sprechen, während Sie überlegen, wodurch Ihre Bedürfnisse am besten zum Ausdruck gebracht werden. Und wenn Sie sich für eine der Möglichkeiten entschieden haben, sprechen Sie sich den Satz zweimal vor, um zu spüren, wie es sich anfühlt, Ihr Bedürfnis mit Worten auszudrücken.

Bedürfnis 1: Ich sehne mich nach einem Mann/einer Frau, der/die mich erfüllt.
Bedürfnis 2: Ich sehne mich nach einer kurzen/ mittellangen/ ewig währenden Liebesbeziehung.
Bedürfnis 3: Am wichtigsten ist mir guter Sex/eine dauerhafte Freundschaft/vollkommene Einheit.
Bedürfnis 4: Ich sehne mich nach einem Mann/einer Frau, der/die eine oder mehrere der folgenden Eigenschaften hat:

a) ☐ intelligent
b) ☐ attraktiv
c) ☐ spirituell
d) ☐ liebevoll
e) ☐ humorvoll
f) ☐ freundlich
g) ☐ versöhnlich
h) ☐ geduldig
i) ☐ ordentlich
j) ☐ sportlich
k) ☐ philosophisch interessiert
l) ☐ reif
m) ☐ erfolgreich
n) ☐ kinderlieb

Auch die Liste der Eigenschaften sollten Sie nicht nur einmal lesen. Wenn Sie herausfinden möchten, was Sie in Ihrem Leben wirklich wollen, müssen Sie sich dieser Liste ernsthaft widmen. Achten Sie darauf, welche Erfahrung Sie bei jeder der 14 Eigenschaften machen, die oben genannt sind. Formulieren Sie für jede Eigenschaft einen eigenen Satz, der Ihre persönlichen Gefühle zum Ausdruck bringt. Zum Beispiel: »Ja, mir ist wichtig, dass der Mensch, den ich suche, intelligent ist.« Oder: »Eigentlich ist es mir nicht so wichtig, dass der Mensch, den ich suche, extrem intelligent ist.« Bei der zweiten Eigenschaft könnten Sie folgenden Satz sagen: »Ja, ich brauche jemanden, der wirklich attraktiv ist.« Oder aber: »Eigentlich brauche ich niemanden, der so attraktiv ist. Das ist für mich zweitrangig.«

Gehen Sie die einzelnen Eigenschaften durch ... achten Sie dabei darauf, Ihre Aufmerksamkeit zunächst auf das Gefühl der Luft zu richten, die durch Ihre Nase ein- und ausströmt ... dehnen Sie dann Ihr Bewusstsein aus und schließen Sie die Bewegungen in Ihrer Brust und Ihrem Bauch mit ein, während Sie atmen ... dehnen Sie Ihre Aufmerksamkeit nun auch auf die Gefühle in Ihrem Herzen aus, während Sie die Eigenschaften durchlesen und dann aussprechen, was Sie jeweils empfinden ...

Halten Sie inne ... atmen Sie ... denken Sie nach ... erleben Sie

Wer sind Sie?

Wir wollen nun aber fair sein und uns ansehen, was geschieht, wenn Sie sich selbst die Eigenschaften zuordnen, die Sie für Ihren neuen Partner ausgewählt haben. Auf diese Weise sollen Sie einen realistischen Eindruck davon bekommen, wer Sie sind, wen Sie in Ihr Leben bringen möchten und wie gut diese zwei Vorstellungen zueinander passen. Das ist ein sehr wichtiger Prozess, denn allzu häufig haben wir ein idealisiertes Bild von dem Menschen, mit dem wir zusammen sein wollen. Und wenn wir unrealistische Bilder in unserem Kopf haben, dann werden wir so einen Menschen, der auch an uns interessiert ist, in der Realität sicherlich nicht finden.

Wir alle haben Vorstellungen und Ideen, die wir früher im Leben einmal entwickelt haben. Als Kinder und junge Erwachsene wurden wir von den Einstellungen und Überzeugungen unserer Eltern und unseres größeren sozialen Umfelds geprägt. Zudem hatten die Medien unter anderem auf unsere Vorstellung vom idealen Lebens- oder Sexualpartner einen starken Einfluss. Ich möchte Ihnen helfen, sich über Ihre Vorstellung klar zu werden, wer Sie als Partner erfüllen kann, und Sie dann dazu ermutigen, dieses Bild zu verändern, so dass Sie ein realistisches Bild von dieser Person entwickeln.

Sonst kann es Ihnen passieren, dass Sie in den nächsten Tagen, Wochen und Monaten dem richtigen Menschen direkt in die Augen sehen, ohne es zu erkennen, weil Ihr Herz und Geist nach jemand anderem suchen. Wir neigen dazu, das zu sehen, wonach wir suchen, und alles andere zu ignorieren. Und wie schade, ja wie tragisch ist es, wenn zwei Menschen sich begegnen, die überaus gut zueinander passen würden, sich aber ablehnen, weil sie beide nicht mit dem Bild übereinstimmen, nach dem der andere sucht. Erscheint Ihnen das sinnvoll?

Hier ist also die gleiche Liste der Eigenschaften noch einmal, mit der Sie festgelegt haben, was Ihnen beim anderen wichtig ist. Es liegt fast auf der Hand, dass Ihr Partner ähnliche Eigenschaften von Ihnen erwartet, wenn Sie diese von ihm erwarten. Wenn Sie nach jemandem suchen, der sehr attraktiv ist, Sie selbst es aber nicht sind – was wird dann wohl passieren? Wenn Sie mit Philosophie überhaupt nichts anfangen können, werden Sie dann jemanden zufrieden stellen können, der sich sehr dafür interessiert? Lassen Sie uns ganz ehrlich sein, denn nur so werden Sie die erfüllende Partnerschaft finden, nach der Sie sich sehnen.

Wie schätzen Sie sich bei der folgenden Liste ein? Sprechen Sie für jede Eigenschaft einen Satz aus, zum Beispiel: »Ja, ich bin sehr humorvoll.« Oder vielleicht: »Eigentlich bin ich ein eher ernster Mensch.« Schwingen Sie sich zuvor wieder auf Ihre Atmung und die Gefühle in Ihrem Herzen ein, damit Sie ehrlich aus dem Herzen sprechen. Lassen Sie diesen Prozess zu einer Entdeckungsreise werden!

Ich bin . . ., und das ist mir wichtig:

a) ☐ intelligent
b) ☐ attraktiv
c) ☐ spirituell
d) ☐ liebevoll
e) ☐ humorvoll
f) ☐ freundlich
g) ☐ versöhnlich
h) ☐ geduldig
i) ☐ ordentlich
j) ☐ sportlich
k) ☐ philosophisch interessiert
l) ☐ reif
m) ☐ erfolgreich
n) ☐ kinderlieb

Ihr Selbstbild

Ich hoffe, dass Ihnen bei der Übung alle möglichen Vorstellungen früherer Prägungen in den Sinn kommen. Lassen Sie uns in diesem Prozess nun einen Schritt machen, der für die Entwicklung Ihrer Fähigkeit, einen wirklich passenden Partner zu finden, unverzichtbar ist. Wenn Sie nicht zu einem bestimmten Menschen passen, wird die Beziehung nicht halten, das ist sicher. Lassen Sie uns daher ein Visualisierungsspiel machen und beobachten, wie sich Ihr Bild des idealen Partners dabei entwickelt: In diesem Moment haben Sie ein eher unbewusstes Bild davon, wie Sie auf andere Menschen wirken. Manchmal ist es idealisiert, manchmal zu negativ. Manche Menschen schätzen sich beispielsweise körperlich viel attraktiver ein, als andere sie wahrnehmen. Andere dagegen meinen, sie seien viel weniger attraktiv, als sie es in Wirklichkeit sind. Wie ist das bei Ihnen?

Der erste Schritt besteht darin, sich ehrlich vorzustellen, wie Sie auf andere Menschen wirken, wenn Sie einen Raum betreten. Lassen Sie uns diese kurze geführte Visualisierung durchführen und beobachten, was Sie dabei sehen:

Wenn Sie diesen Absatz durchgelesen haben, schließen Sie die Augen ... schwingen Sie sich auf Ihre Atmung ein ... auf Ihr Herz ... und stellen Sie sich ohne Anstrengung vor, dass Sie sich in einem Wohnzimmer befinden und sich die Tür zu diesem Raum öffnet. Sie schauen zur Tür und – Sie selbst kommen herein! Wie sehen Sie aus? Wie ist Ihre Körperhaltung, während Sie das Zimmer betreten und im Raum stehen? Wie ist Ihr Gesichtsausdruck? Wirken Sie attraktiv oder langweilig, freundlich oder unfreundlich? Wie wirken Sie auf andere Menschen – beobachten Sie, stellen Sie es sich vor, erkennen Sie es!

Halten Sie inne ... atmen Sie ... denken Sie nach ... erleben Sie

Es kommt nicht auf den perfekten Körper an

Sobald Sie vor Ihrem inneren geistigen Auge gesehen haben, wie Sie aussehen, sollten Sie sich fragen, ob diese Vorstellung wirklich realistisch ist. Sind Sie so schön oder so hässlich, wie Sie es sich eben vorgestellt haben? Wenn Sie möchten, können Sie nun ein paar aktuelle Fotos von sich selbst ansehen oder sich im Spiegel betrachten. Wie sehen Sie wirklich aus? Nehmen Sie sich bitte genug Zeit dafür und erkunden Sie die nächsten Tage, was Sie sich selbst gegenüber empfinden.

Seien Sie dabei ganz ehrlich. Wir werden in diesem Buch verschiedene Methoden ausprobieren, bei denen Sie möglicherweise dazu neigen, sich als weniger attraktiv zu empfinden, als Sie es in Wirklichkeit sind oder sein können. Manchmal möchte ich als Psychologe angesichts des Medienbombardements, das uns alle konditioniert, laut aufschreien. Das Fernsehen präsentiert uns ständig idealisierte Körper, so dass wir unbewusst meinen, wir müssten diesen entsprechen, um für andere Menschen attraktiv zu sein.

In Wirklichkeit haben 99 Prozent von uns nicht die Erbanlagen der Models und Schauspieler, die wir im Fernsehen oder im Kino sehen. Da wir uns aber von den Medien beeinflussen lassen, neigen wir dazu, uns an diesen unerreichbaren Standards zu messen – und auch unsere potenziellen Partner danach zu bewerten. Wir müssen aktiv damit beginnen, solche unrealistischen Vorstellungen über Bord zu werfen, und lernen, uns selbst und andere aufgrund der Gefühle in unserem Herzen zu lieben.

Als Sie sich vorstellten, durch die Tür zu kommen, wie haben Sie sich da gefühlt? Mochten Sie Ihre Figur und Ihre Ausstrahlung, so, wie sie sind, oder haben Sie sich als nicht attraktiv genug empfunden? Atmen Sie tief ein, rufen Sie sich dieses Selbstbild noch einmal für einen Moment ins Gedächtnis und seien Sie ehrlich: Wie bewerten Sie Ihre Attraktivität?

Meine Aufgabe besteht nicht darin, Sie bezüglich Ihres Aussehens in eine bestimmte Richtung zu drängen. Es ist allein Ihre Entscheidung. Wenn Sie sexuell attraktiv sein möchten, ist es sicherlich eine gute Idee, nicht übermäßig zu essen und regelmäßig Sport zu treiben. Es ist am realistischsten, dass Sie einen Partner finden, der in etwa die gleiche Figur hat wie Sie. Sie entscheiden also, ob Sie übergewichtig sein wollen und einen ähnlich übergewichtigen Partner finden möchten oder ob Sie an Ihrer Figur arbeiten und einen ähnlich schlanken Menschen finden wollen.

Wir alle kommen mit einem bestimmten genetischen Erbe auf diese Welt, das im Großen und Ganzen unser Aussehen bestimmt. Die Medien wollen uns glauben machen, dass überaus attraktive Menschen sexuell erfüllter sind und mehr Freude im Leben haben als Menschen, die nicht mit idealen Körpern gesegnet sind. Aber das stimmt nicht. Im Gegenteil: Viele körperlich attraktive Menschen landen beim Therapeuten, weil ihr gutes Aussehen fast wie ein Fluch für sie ist. Einen idealen Körper zu haben ist keinerlei Garantie für sexuelle und emotionale Erfüllung oder eine dauerhafte glückliche Beziehung.

Auf der anderen Seite erleben viele Menschen mit einem nicht »medien-perfekten« Körper große sexuelle Erfüllung und eine anhaltende Intimität mit ebenfalls nicht medien-perfekten Partnern. Körperliche Schönheit trägt nichts zur Qualität eines Orgasmus oder zur Tiefe der Herzensnähe bei, daher sollten Sie es sich auch nicht einbilden.

All diejenigen von uns, die den Medien zufolge körperlich nicht perfekt sind, haben also die Wahl, sich hässlich zu fühlen und mit einer negativen Ausstrahlung herumzulaufen oder aber ihre einzigartige physische Präsenz zu akzeptieren und ihre eigene sexuelle Schönheit auszustrahlen. Sie haben jetzt diese Wahl. Ihre künftigen Liebeserfahrungen hängen davon ab, ob Sie sich in den nächsten Tagen und Wochen die Zeit nehmen, um sich vom Diktat der Medien zu befreien, oder ob Sie weiterhin ihr Opfer bleiben.

Beobachten Sie, was Ihnen in den Sinn kommt, wenn Sie sich anhand der folgenden Kriterien einschätzen. Wie beurteilen Sie sich? Sind Sie fair oder zu streng mit sich selbst? Überlegen Sie, welche der folgenden Einträge auf Ihr übliches Bild von sich selbst zutreffen.

Häufig fühle ich mich:

- ☐ sexy
- ☐ einsam
- ☐ hässlich
- ☐ schwach
- ☐ deprimiert
- ☐ enthusiastisch
- ☐ geistreich
- ☐ verletzt
- ☐ attraktiv
- ☐ fröhlich
- ☐ wütend
- ☐ verloren
- ☐ inspiriert
- ☐ klug
- ☐ stark
- ☐ dominant
- ☐ ängstlich
- ☐ gut
- ☐ traurig
- ☐ so, als würde ich Unrecht haben
- ☐ faul
- ☐ dick
- ☐ erfolgreich
- ☐ erfüllt
- ☐ frei
- ☐ tot
- ☐ verwirrt
- ☐ benutzt
- ☐ gesegnet
- ☐ hoffnungsvoll
- ☐ schlecht
- ☐ griesgrämig
- ☐ schwerfällig
- ☐ wertlos
- ☐ vertrauensvoll
- ☐ glücklich
- ☐ offen
- ☐ nicht bereit für die Liebe

Seite an Seite mit Ihrem neuen Partner

Wir wollen uns nun noch intensiver mit dem Aussehen befassen. Wahrscheinlich ist Ihnen auch schon aufgefallen, dass Menschen mit einer ähnlichen körperlichen Konstitution sich gegenseitig anziehen und dauerhafte Verbindungen eingehen. Natürlich spielen physische Eigenschaften manchmal gar keine Rolle in einer Beziehung. Hin und wieder begegnen sich die »Schöne und das Biest« und sie haben eine wundervolle Beziehung. Aber wenn man Paare auf der Straße beobachtet, stellt man fest, dass sie in der Regel äußerlich ziemlich übereinstimmen. Menschen neigen dazu, sich mit anderen zusammenzutun, die ihnen ähnlich sind. Darum geht es bei der Kompatibilität.

Wenn Sie zu den vielen Menschen gehören, die sich ein unrealistisch schönes oder attraktives Bild von ihrem Lebenspartner machen, möchte ich Sie daher auffordern, sich von diesem Bild zu verabschieden. Zur Hölle mit der Perfektion! Fort mit der idealisierten Schönheit! Genug von den schmerzlich schönen Models mit ihren ausgezehrten Körpern! Lassen Sie in Ihrem Geist ein realistisches Bild davon entstehen, wer Sie sind und zu wem Sie passen. Sonst wird anstelle eines liebenden Menschen die Einsamkeit Ihr ständiger Begleiter sein. Sind Sie bereit, diesen Schritt zu machen? Sind Sie bereit, idealisierte Bilder aufzugeben und sich einem realen und überaus geeigneten Traumpartner zuzuwenden, einem aus Fleisch und Blut?

Überlegen Sie, worauf sich Ihre Blicke richten, wenn Sie beispielsweise in der Stadt unterwegs sind. Betrachten Sie vorwiegend gut aussehende und schöne Menschen und hoffen, dass es Ihnen vielleicht eines Tages gelingen wird, sie in Ihre Arme zu schließen? Stufen Sie die Menschen, die keinen perfekten Körper haben, bewusst oder unbewusst so ein, dass Sie Ihrer Aufmerksamkeit nicht wert sind? Achten Sie in den nächsten Tagen und Wochen darauf, was Sie wahrnehmen. Später werden wir uns eingehend mit Ihren Sehgewohnheiten befassen, so dass Sie in der Lage sein werden, sich von alten Suchmustern zu lösen und sich auf realistische Möglichkeiten auszurichten. Im Moment sollen Sie sich lediglich Ihrer visuellen Gewohnheiten bewusst werden.

Im Folgenden stelle ich Ihnen eine weitere Visualisierungsübung vor, die Sie in den nächsten Wochen einige Male durchführen sollten. Seien Sie jedes Mal offen für eine neue Erfahrung, während Ihr Selbstbild und das Bild Ihres Partners sich weiterentwickeln. Mit etwas Humor stellen Sie sich zunächst Ihren idealen Partner vor, wenn Sie möchten. Sehen Sie sich an, wie Sie neben ihm aussehen ... und jedes Mal, wenn Sie diese Visualisierung machen, sollten Sie Ihren idealen Partner etwas realistischer werden lassen, bis er schließlich von seiner äußeren Erscheinung her in der gleichen Liga spielt wie Sie:

Wenn Sie diesen Absatz gelesen haben, stellen Sie sich vor, dass Sie in einem Zimmer sind. Eine Tür öffnet sich, und zwei Menschen betreten den Raum – Sie und Ihr neuer Partner. Sie stehen beisammen und unterhalten sich mit Ihrem Gastgeber. Stellen Sie sich irgendeinen Partner vor, in dessen Nähe Sie sich wohl fühlen. Wenn Sie über Ihre physische Präsenz nachdenken, welcher Mensch würde sich wohl grundsätzlich als Ihr Partner wohl fühlen ... entwickeln Sie diese Vorstellung so lange weiter, bis Sie in Bezug auf sich selbst und Ihren Partner ein gutes Gefühl haben ...

Halten sie inne ... atmen Sie ... denken Sie nach ... erleben Sie

Ihre Absicht zum Ausdruck bringen

Ich hoffe, Sie werden die Übungen in diesem Kapitel in den nächsten Tagen und Wochen ein paar Mal durchführen, damit Sie größere Klarheit erlangen. Bitte seien Sie sich darüber im Klaren, dass dies kein Buch ist, das man einmal durchliest und dann beiseite legt. Ich biete Ihnen an, Sie bei der Vorbereitung auf Ihre neue Beziehung zu begleiten und ebenso während der Entwicklung dieser Beziehung.

Ich verstehe sehr gut, wenn Sie ungeduldig sind und diese Vorbereitungsphase schnell hinter sich bringen wollen. Aber ich möchte Ihnen aufgrund meiner Erfahrung drei Dinge sagen: Erstens braucht man Zeit, um sich vorzubereiten; zweitens können Sie jeden Schritt dieser Phase genießen; und drittens kann der Erfolg Ihrer neuen Beziehung durchaus davon abhängen, dass Sie genug Zeit mit der Vorbereitung verbringen.

Ich denke, dass ich Ihre gegenwärtige Situation sehr gut verstehe und daher die folgenden Aussagen bezüglich Ihrer Liebesabsichten treffen kann:

1. Sie beabsichtigen, Ihre Aufmerksamkeit regelmäßig auf die Suche nach einem Menschen auszurichten, der Ihre Sehnsüchte erfüllt.
2. Sie möchten Zeit und Energie darauf verwenden, Ihr inneres Wachstum und Ihre emotionale Heilung zu fördern, um in der Lage zu sein, tiefer zu lieben.
3. Sie sind bereit, sich von alten Vorstellungen und Überzeugungen zu verabschieden, die zwischen Ihnen und einer realistischen Begegnung mit jemandem stehen, den Sie wirklich lieben können.
4. Sie möchten Ihre tieferen Kräfte nutzen, um die Liebe in Ihrem Leben aktiv anzuziehen, damit die Suche Ihres Herzens auf eine neue Weise erfolgreich verläuft.

Stoßen all diese Punkte bei Ihren eigenen Intentionen auf Resonanz? Falls das nicht der Fall ist, sollten Sie die einzelnen Aussagen entsprechend verändern oder erweitern, damit Sie sich über Ihre Ausrichtung bei diesem Prozess im Klaren sind – denn wie Sie sicherlich wissen, hängt Ihr Erfolg von Ihrer Ausrichtung ab. Um Ihre Absicht zu festigen, möchte ich Ihnen die gleichen Aussagen in veränderter Form präsentieren. Dieses Mal als Aussagen, die Sie sich vorsprechen können.

Achten Sie darauf, wie Sie sich fühlen, wenn Sie die folgenden vier Absichtserklärungen aussprechen. Und denken Sie wieder daran, dass es dabei auf Ihr inneres Erleben ankommt – und dass Ihr inneres Erleben sehr verstärkt wird, wenn Sie sich vorher auf Ihre Atmung und Ihr Herz einschwingen.

Lassen Sie zu, dass diese Worte die Aufmerksamkeit Ihres Geistes auf die Wahrnehmung der Luft richten, die durch Ihre Nase ein- und ausströmt … dehnen Sie Ihr Bewusstsein aus, um auch die Bewegungen in Brust und Bauch wahrzunehmen, während Sie atmen … dehnen Sie Ihr Bewusstsein aus, um auch die Gefühle in Ihrem Herzen inmitten Ihrer Atmung wahrzunehmen … und lesen Sie sich nun die Absichtserklärungen vor. Halten Sie dann inne, um einmal oder mehrmals durchzuatmen. Denken Sie dabei darüber nach, wie Sie sich beim Aussprechen der Absichtserklärung fühlen, und gehen Sie dann zur nächsten Aussage über:

»Ich beabsichtige, meine Aufmerksamkeit regelmäßig auf die Suche nach einem Menschen auszurichten, mit dem ich mein Leben verbringen kann.«

»Ich möchte Zeit und Energie darauf verwenden, mein inneres Wachstum und meine emotionale Heilung zu fördern, da sie mir helfen werden, tiefer zu lieben.«

»Ich bin bereit, alte Vorstellungen und Überzeugungen loszulassen, die zwischen mir und einer erfüllenden Begegnung mit jemandem stehen, den ich wirklich lieben kann.«

»Ich möchte meine tieferen Kräfte nutzen, um die Liebe in meinem Leben aktiv anzuziehen, damit diese besondere Suche meines Herzens auf eine neue Weise erfolgreich verläuft.«

Halten Sie inne ... erleben Sie ... ziehen Sie jemanden an ...

Bitte verändern Sie die Worte nach Belieben, damit diese Absichtserklärungen Ihre eigenen werden. Lesen Sie diese in den nächsten Tagen durch, damit sich die Absicht Ihres Herzens Ihrem Geist und Ihrer Seele einprägt.

Es ist sehr wirkungsvoll, bestimmte Sätze auszusprechen, die Ihre Ausrichtung im Leben widerspiegeln. Meine Kollegen und ich experimentieren seit Jahren mit Aussagen, die wir als »Fokussätze« bezeichnen. Es handelt sich dabei um klare positive Aussagen, die eine besondere psychologische und sogar spirituelle Kraft haben und eine starke innere Reaktion hervorrufen. Diese Sätze können in den verschiedenen Dimensionen des Geistes und der Seele widerhallen und Assoziationen, Erinnerungen, Ideen und Gefühle anregen, die daraufhin zu tiefem Wachstum, zu Heilung und Erkenntnissen führen. Wenn Sie diese Aussagen wiederholen, werden Sie zudem neue Erfahrungen machen, die Sie weiterbringen.

Ich möchte Sie dazu auffordern, in den nächsten ein bis zwei Wochen täglich mindestens einmal diese Buchseite aufzuschlagen und sich die ersten vier Fokussätze vorzusprechen. Versuchen Sie, diese Intention umzusetzen. Und denken Sie daran, die Sätze auszusprechen, während Sie sich Ihrer Atmung und der Gefühle in Ihrem Herzen bewusst sind, damit Sie eine größtmögliche Wirkung erzielen.

Herzensbegegnung – Zwei

Arthur durfte drei Tage auf den Bahamas verbringen, da sein Chef ihm diesen Bonus eine Woche zuvor geschenkt hatte. Er sehnte sich ausschließlich danach, in der Februarsonne zu liegen und seine wohlverdiente Ruhe zu genießen. Er war höchst zufrieden mit dem Leben und seinem Beruf. Dies war keine Reise für eine weitere oberflächliche Affäre. Er würde die Pause nutzen, um wieder aufzutanken, und sich mit seiner eigenen Gesellschaft vergnügen. Nach einem guten Mittagessen betrat er den Aufzug. Und dann geschah Folgendes:

Die Tür des Aufzugs hatte sich bereits fast geschlossen, als ich sah, dass jemand auf den Aufzug zurannte. Ich drückte den Knopf, um die Tür wieder zu öffnen, und ein junges Paar kam herein. Der Mann hatte offensichtlich schlechte Laune. Er sah mich verdrießlich an, als er den Knopf seines Stockwerks drückte. Die Frau nahm keinerlei Notiz von mir. Sie sah alles andere als glücklich aus, und ihr Gesicht glühte vor Erregung. Doch als sie den Aufzug mit ihrem unfreundlichen Begleiter verließ, warf sie mir einen kurzen Blick zu – mit einem Ausdruck in den Augen, der mir den Atem raubte.
Als ich zu meinem Zimmer ging, fühlte ich mich völlig aus der Bahn geworfen. Wer war diese Frau? Ich saß da und blickte ins Leere. Ich verspürte eine irrationale Angst, dass ich gerade der Frau meines Lebens begegnet sein könnte und sie sogleich wieder verloren hatte. Ich war in dem Moment nicht einmal auf der Suche nach meiner Traumfrau. Aber das Gefühl war trotzdem da und es war so stark, dass ich, ohne zu überlegen, aufstand, die Zimmertür öffnete und auf den Flur ging.
Sie kam zur gleichen Zeit aus ihrem Zimmer – und sie war allein. Sie sah mich mit dem gleichen Ausdruck des Wiedererkennens an und plötzlich strahlte sie. Sie ging schnell auf den Aufzug zu. Ich zögerte nur einen Moment und folgte ihr dann. Als sich die Tür hinter uns schloss, geschah etwas absolut Überraschendes. Ohne etwas zu sagen, kam sie sehr sanft in meine Arme. Einfach so. Sie weinte und lachte gleichzeitig und dann blickte sie auf so wundervolle Weise in meine Augen, dass in diesem Moment etwas Dramatisches mit meinem Herzen geschah – und seitdem sind wir beiden zusammen …

Vergeben und Heilen

In der Einführung habe ich Ihnen von meiner eigenen Erfahrung erzählt. Davon, wie ich schließlich lernte, mein Herz von alten emotionalen Wunden zu heilen, so dass ich wirklich bereit war, im gegenwärtigen Moment zu lieben. Ich möchte Ihnen in diesem Kapitel den grundlegenden emotionalen Heilungsprozess beibringen. Schritt für Schritt können Sie Ihre Aufmerksamkeit direkt auf Menschen richten, die Sie in der Vergangenheit emotional tief verletzt haben. Danach können Sie diesen Menschen vergeben und sie loslassen.

Die harte Realität ist, dass Sie keinen neuen Partner finden und lieben können, wenn Ihr Herz aufgrund einer früheren Beziehung noch voller Schmerzen, Groll, Schuldgefühle und Ablehnung ist. Solange Sie der Vergangenheit verhaftet sind, können Sie in der Gegenwart nicht lieben. Daher ist es essenziell, sich die Zeit zu nehmen, ehemaligen Partnern zu verzeihen, die immer noch in Ihrem Herzen sind. Es ist kein schwieriger Prozess, wenn man einmal verstanden hat, worum es dabei geht. Und es bedeutet eine enorme Erleichterung, wenn das Herz endlich von alten Verletzungen und Vorstellungen befreit ist.

Bei diesem Befreiungsprozess werden Sie feststellen, dass Sie sich selbst immer mehr zum besten Freund werden. Sie werden erkennen, dass Sie nicht bereit für eine neue Beziehung sind, wenn Sie sich nicht selbst lieben, so, wie Sie sind. Die Magie einer dauerhaften Beziehung entsteht nur zwischen zwei Menschen, die vorher Ihre vergangenen Beziehungen geklärt und den Punkt erreicht haben, an dem sie mit sich allein zufrieden sind. Dann und nur dann können sie zusammenkommen und eine freudvolle, angstfreie und dauerhafte Beziehung aufbauen.

Kaum jemand wird erwachsen, ohne ein paar Mal heftigen Liebeskummer zu erleben. Nur wenige Menschen heiraten ihre erste große Liebe. Die meisten kommen voller jugendlicher Leidenschaft mit jemandem zusammen, um dann eine große Enttäuschung zu erleben, wenn die Herzensverbindung zerbricht.

Wenn wir uns verlieben und diese Liebe endet, ist es für uns so, als würde der andere sterben. Dieser Mensch ist kein Teil unseres Lebens mehr, und so erleben wir das Trauma des Verlusts, das emotional der Trauer über den Tod eines geliebten Menschen ähnelt. Die Symptome der Trauer sowie der Heilungsprozess sind in beiden Fällen gleich. Zum Glück weiß die menschliche Psyche, wie sie durch den Trauerprozess kommt, der die Wunden des Verlusts eines geliebten Menschen heilt. Aber leider gelingt es der menschlichen Psyche häufig nicht, auch den natürlichen Heilungsprozess abzuschließen, so dass der Mensch, den man verloren hat, in der Wunde des Herzens hängen bleibt und alle Versuche, eine neue Beziehung aufzubauen, fehlschlagen lässt.

Wenn Sie das Gefühl haben, sich bereits völlig von früheren emotionalen Verletzungen erholt zu haben, können Sie die folgenden Ausführungen überspringen. Aber wenn Ihr Herz noch immer verletzt ist, sollten Sie sich diesem Abschnitt besonders aufmerksam widmen. Viele Menschen gehen von der einen Partnerschaft gleich zur nächsten über, ohne ihre Verletzungen in der Zwischenzeit zu heilen. Und dann wundern sie sich, warum die nächste Beziehung nicht funktioniert. Das Herz ist noch nicht für eine neue Liebe bereit, da alte Wunden verhindern, dass es sich tief mit einem anderen Herzen verbinden kann. Wir wollen uns dieses Problems nun annehmen, damit Ihre neue Liebe nicht mit negativen Gefühlen und Hindernissen aus der Vergangenheit konfrontiert wird.

Keine Abhängigkeit mehr!

In zahlreichen Beziehungen sind die Partner voneinander abhängig. Diese emotional negative Abhängigkeit entsteht folgendermaßen: Zwei Menschen, die ein negatives Selbstbild haben und sich selbst gar kein guter Freund sind, kommen zusammen und schenken sich gegenseitig die Liebe und Akzeptanz, die sie sich selbst nicht geben können. Sie werden abhängig vom anderen, da er ihr Selbstwertgefühl stärkt und ihnen das Gefühl gibt, zu lieben und geliebt zu werden. Selbst wenn sie eigentlich nicht zueinander passen und die Beziehung auf anderen Ebenen nicht funktioniert, halten sie aneinander fest. Das kann belastend wirken und auch das Leben ihrer Freunde und Kinder beeinträchtigen.

Es hat Tradition, Liebesbeziehungen so darzustellen, als müssten die Partner voneinander abhängig sein, als könnte der eine nicht ohne den anderen leben. Man schenkt sein Herz dem anderen Menschen, gibt sein emotionales Zentrum auf – und hat dann das Gefühl zu sterben, wenn man die Liebe und Aufmerksamkeit des anderen verliert. Es gehört nicht viel dazu, die Wurzeln dieser Art von Beziehung zu lockern. Eine solche Beziehung hatten wir zu unserer Mutter. Aber damals waren wir noch Kinder und tatsächlich abhängig von ihr. Als Erwachsene sollten wir dagegen reif genug sein, um emotional auf unseren eigenen Beinen zu stehen und nicht so bedürftig zu sein wie Kinder.

In Liebesbeziehungen kommen viele infantile Gefühle zum Tragen, und das ist etwas Wunderbares. Aber ich rate Ihnen davon ab, sich emotional von Ihrem neuen Partner abhängig zu machen, da dies nicht der Weg zur tiefen, dauerhaften Liebe ist. Im Gegenteil: Nur wenn zwei Menschen sich ihre Unabhängigkeit und Selbstliebe bewahren, können sie sich ganz auf die Liebe einlassen. Solange sie von der infantilen Angst beherrscht werden, den anderen zu verlieren und dann selbst nicht mehr existieren zu können, sind sie nicht frei und haben nicht die Kraft und Reife, sich auf eine erwachsene Liebe einzulassen.

Wenn ich über dieses Thema spreche, denken viele Menschen, dass sie aufgeben sollen, was sie in einer Beziehung am meisten erfüllt: endlich jemanden gefunden zu haben, der sich um sie sorgt, der sie schätzt und ihnen versichert, dass sie für immer geliebt werden und keine Angst mehr vor der Einsamkeit haben müssen. Suchen wir nicht in erster Linie deshalb einen Partner, um dem schrecklichen Gefühl zu entkommen, allein zu sein und nicht geliebt zu werden?

Beziehungen können auf einer der beiden Uremotionen basieren: Liebe oder Angst. Abhängige Beziehungen basieren auf der

Angst vor dem Alleinsein. Unabhängige Beziehungen basieren auf einer Liebe, in der es keine Angst vor dem Alleinsein gibt. Wenn Sie ein geringes Selbstwertgefühl haben und sich selbst nicht richtig lieben, dann werden Sie sich nach jemandem sehnen, der Ihnen das Gefühl gibt, dass Sie in Ordnung sind, indem er Ihnen seine Liebe schenkt und Sie annimmt. Aber Sie werden bei diesem Prozess Ihr eigenes Zentrum verlieren.

Wenn Sie sich selbst nicht richtig lieben, werden Sie besonders stark leiden, wenn ein Partner Sie verlässt. Das große Leid entsteht aufgrund des Gefühls, das Zentrum Ihrer Liebe einem anderen Menschen geschenkt zu haben, der es nach wie vor besitzt – daher können Sie kein gutes Gefühl sich selbst gegenüber entwickeln, wenn der andere nicht zu Ihnen zurückkommt.

Diese Situation habe ich selbst schon erlebt und weiß, wie schlimm sie ist. Aber als Therapeut möchte ich Ihnen Folgendes sagen: Wenn Sie sich von den Verletzungen vergangener Beziehungen befreien wollen, so gelingt es Ihnen nur dadurch, dass Sie Ihr Selbstwertgefühl und das Gefühl, liebenswert zu sein, nicht mehr über andere Menschen beziehen, sondern Ihre feste Basis im eigenen Herzen finden.

Halten Sie nun für ein paar Augenblicke inne und nehmen Sie sich Zeit, über das Gelesene nachzudenken … schwingen Sie sich auf Ihre Atmung und die Gefühle Ihres Herzens ein … und erkunden Sie, wie es sich für Sie anfühlt …

Halten sie inne … atmen Sie … denken Sie nach … erleben Sie

Die Liebe fließt frei

Wir werden uns nun mit einem sehr bedeutenden Thema befassen. Es geht um die Liebe und ihre Kraft in unserem Leben. Liebe ist keine Vorstellung. Sie ist kein philosophisches Konstrukt. Liebe ist eine Energie und Präsenz in der Welt, die unserer gesamten Existenz zugrunde liegt. In der Bibel finden wir den Satz:

»Gott ist Liebe.« Diese Aussage bringt ihre unendliche Größe und Bedeutung zum Ausdruck. In den Lehren der Buddhisten, Muslime, Daoisten und Hindus wird die gleiche Erkenntnis immer wieder bekundet: Die Kraft, die wir als unseren Schöpfer bezeichnen, manifestiert sich in der Welt durch die Energie, die wir Liebe nennen.

Die Liebe zwischen zwei Menschen verdient in dieser Hinsicht die höchste Achtung, da die Kraft, die zwei Menschen in der Liebe zusammenbringt, zur sexuellen Vereinigung führt. Sie bringt die Liebenden an den Punkt, neues Leben auf diesem Planeten entstehen zu lassen. In der Leidenschaft sexueller Anziehung bewegt sich der Schöpfer in unseren Körpern und entzündet den Funken für ein neues Leben. Und wenn ein neues Wesen erschaffen wird, ist es die starke Kraft mütterlicher und väterlicher Liebe, die sich darum sorgt und damit die stärksten Bande des menschlichen Herzens entstehen lässt, die Familienbande. Es ist alles eine Einheit: Wir kommen durch den Funken der Liebe zwischen unseren Eltern auf diese Welt, wir leben eingehüllt in diese Liebe in unserer Familie, und dann ergreift die Macht der Leidenschaft von uns Besitz, und wir werden als junge Erwachsene mit einem anderen Menschen in einer neuen Liebe zusammengebracht, die wiederum neues Leben entstehen lässt.

Natürlich besteht das Ziel einer Liebesverbindung nicht unbedingt darin, ein neues Wesen zu zeugen. Ich erinnere mich daran, dass ich beim Liebesakt mit einer Partnerin einmal das Gefühl hatte, etwas zu erschaffen, obwohl wir keine Schwangerschaft planten. Wenn wir uns lieben, bringen wir durch unsere Herzen mehr Liebe in die Welt – und das ist letztlich ebenfalls ein Schöpfungsakt.

Das Eigenartige an der Liebe ist, dass wir sie nicht konservieren können. Wir können sie nicht in unser Herz bringen, um sie zu besitzen. Die Liebe fließt frei. Sie kommt und geht. Sie ist hier, damit wir sie mit jemandem teilen können. Wenn wir verliebt sind, teilen wir die Liebe durch unsere Körper miteinander. Den Strom der Liebe in unserem Herzen zu spüren gehört einfach zu den Dingen, die wir uns am sehnlichsten wünschen.

Jesus und Buddha sowie andere große spirituelle Lehrer haben von der Dynamik der Liebe gesprochen. Sie haben uns gelehrt, dass wir andere nur lieben können, wenn wir zuerst uns selbst lieben. Jesus hat es folgendermaßen ausgedrückt: »Liebe deinen Nächsten wie dich selbst.« An dieses Liebesgebot knüpfte er nicht die Erwartung, dass die Menschen in der Lage sein sollten, ihren Nächsten mehr als sich selbst zu lieben. Er forderte uns vielmehr auf, andere mit der gleichen Liebe zu lieben, die wir uns selbst gegenüber empfinden.

Eines ist sicher: Sie können andere Menschen nur dann wirklich lieben, wenn Sie gelernt haben, zunächst sich selbst zu lieben. Und damit kommen wir zum Kern der Sache: Wie können wir lernen, uns selbst mehr zu lieben, damit wir Menschen in unserem Umfeld wahre Liebe zuteil werden lassen können und insbesondere unserem neuen Partner?

Halten Sie einige Augenblicke inne, schwingen Sie sich auf Ihre Atmung und die Gefühle in Ihrem Herzen ein ... und denken Sie darüber nach, wie Sie sich selbst mehr lieben könnten ...

Halten sie inne ... atmen Sie ... denken Sie nach ... erleben Sie

Seien Sie sich selbst der beste Freund

Welche Gefühle empfinden Sie sich selbst gegenüber? Sind Sie sich selbst der beste Freund? Oder, wenn das nicht der Fall ist, versuchen Sie jemanden zu finden, der Ihr bester Freund sein kann? Welche Eigenschaften hat der beste Freund und warum sehnen wir uns alle nach dieser besonderen Beziehung?

Jemand ist unser bester Freund, wenn er uns so liebt, wie wir sind. Beste Freunde sagen uns nicht, dass wir uns verändern müssen, damit sie uns lieben. Sie akzeptieren uns hundertprozentig. Das ist die bedingungslose Liebe, nach der wir uns sehnen. Das ist die wahre Liebe, die uns ganz werden lässt, die uns in die Lage versetzt, zu entspannen und zu spüren, dass wir in

Ordnung sind. Und mehr als alles andere sehnen wir uns vielleicht nach dem Gefühl, ganz in Ordnung zu sein, so, wie wir sind, weil wir wissen, dass wir uns tief im Innern nicht sehr stark verändern können. *What you see is what you get* – was andere Menschen an uns wahrnehmen, werden sie auch in einer Beziehung mit uns erleben.

Die Liebe eines besten Freundes ist eine Liebe, die nicht wertet. Diese Liebe hält nichts zurück. Sie ist absolut und bedingungslos und akzeptiert den anderen hundertprozentig. In einer solchen Liebe blühen wir auf. Wir werden angenommen, so, wie wir sind, unser Herz strahlt und ist offen, unsere kreativen Energien schäumen über und unser Leben scheint sich zum Besseren gewandelt zu haben. Diese bedingungslose Liebe ist natürlich ein wesentlicher Aspekt in einer Liebesbeziehung. Daher sehnen wir uns so stark danach. Wir möchten angenommen werden, zuerst von unseren Eltern, dann von unseren Freunden und schließlich von unserem Partner. Und manchmal scheint es so, als würden wir fast alles dafür tun, um akzeptiert zu werden.

Worauf ich hinauswill: Warum können wir uns nicht einfach selbst annehmen und bedingungslos lieben, anstatt dies dem Herzen eines anderen abzuringen? Und damit kommen wir auf die Bedeutung des mentalen Trainings zurück, denn die Eigenliebe und die Fähigkeit, sich selbst der beste Freund zu sein, hängen von Ihren Gedanken, Einstellungen und Gefühlen ab. Wenn Sie in Ihrer Kindheit (aufgrund der Einstellungen Ihrer Eltern, Lehrer etc.) die Überzeugung entwickelten, dass Sie hässlich, nicht liebenswert und nicht gut genug waren, dann wird Ihr Leben als Erwachsener von diesen falschen Überzeugungen vergiftet – und zwar so lange, bis Sie gelernt haben, diese zu erkennen und durch positivere Selbsturteile zu ersetzen.

Es ist gar nicht so schwer, diesen geistigen Umschaltprozess zu meistern. Alte Prägungen aus der Kindheit dominieren unser Leben nur so lange, wie wir dies zulassen. Daher schlage ich vor, dass Sie alle negativen Selbsturteile aufdecken, diese über Bord werfen und sich für neue aufbauende Überzeugungen öffnen.

Und nun verrate ich Ihnen einen einfachen Trick, um das umzusetzen. Abgesehen von wenigen Ausnahmefällen, in denen eine kognitive Therapie notwendig sein kann, haben die meisten Menschen die Kraft, sich zu entscheiden, anders über sich selbst zu denken und sich so anzunehmen, wie sie sind. Wir müssen unseren Geist nicht jahrelang durchforsten, um negative Gedanken und Bilder durch positive zu ersetzen. Wir müssen in unserer Psyche lediglich einen Schritt weitergehen und anstatt an der Überzeugung festzuhalten, dass wir nicht liebenswert sind, einfach den Sprung wagen. Sagen Sie immer wieder bewusst: »Ich nehme mich so an, wie ich bin.«

Der Witz ist, dass Sie schon immer die Freiheit hatten, sich anzunehmen und bedingungslos zu lieben. Annehmen können und lieben sind fast identische Gefühle, die unser Herz erfüllen, wenn wir aufhören zu bewerten. Wir können nicht wirklich lieben, wenn wir uns in einem Bewertungsmodus befinden. In jedem beliebigen Moment sind wir entweder im Bewertungs- oder im Akzeptanz-/Liebesmodus. Und wir können unseren Geist tatsächlich so steuern, dass wir uns die meiste Zeit im Akzeptanz-/Liebesmodus befinden. Viele Menschen denken, dass es in unserer Welt erforderlich sei, ständig zu bewerten und zu verbessern. Woher sollte denn sonst wohl die Motivation für Veränderungen, für Verbesserungen kommen, wenn wir uns liebten, so, wie wir sind? Interessanterweise finden größere Veränderungen im Herzen und im Geist nur statt, wenn die Liebe da ist. Die Liebe ist die stärkste Heilkraft. Wenn Gott Liebe ist, dann bringen wir Gott in unser Leben hinein, wenn wir uns so annehmen, wie wir sind. Wenn wir uns dagegen abwerten, grenzen wir Gott und die Liebe aus unserem Leben aus. Je älter ich werde, desto mehr bin ich von dieser Erkenntnis überzeugt.

Lassen Sie uns nun erkunden, was Sie sich selbst gegenüber empfinden. Denken Sie bitte daran, dass wir in diesem Buch nicht auf eine wertende Weise herausfinden wollen, wer Sie sind und wie Sie empfinden. Unser Ziel ist lediglich, die Realität der Situation zu erkennen und somit die Heilung zu fördern, die durch Liebe und Akzeptanz hervorgerufen wird.

Schwingen Sie sich auf Ihre Atmung ein ... auf Ihr Herz ... auf Ihren ganzen Körper, hier in diesem Moment ... und überlegen Sie, was Sie bei den folgenden Sätzen empfinden. Seien Sie dabei ganz unbeschwert. Gehen Sie spielerisch mit den Aussagen um, damit Sie all die verschiedenen Überzeugungen und Bewertungen erkennen, die möglicherweise in Ihnen vorhanden sind – und die Sie während des Prozesses, sich selbst anzunehmen, loslassen können:

»Ich liebe mich, so, wie ich bin.«
»Ich mag mein Aussehen nicht.«
»Ich bin nicht klug genug.«
»Ich bin nichts wert.«
»In meinem Herzen habe ich mir selbst gegenüber sehr positive Gefühle.«
»Wer könnte jemanden wie mich lieben?«
»Ich bin ein hoffnungsloser Fall.«
»So, wie ich bin, bin ich ganz in Ordnung.«

Halten Sie inne ... atmen Sie ... denken Sie nach ... erleben Sie

Wenn Sie das Gefühl haben, sich bereits annehmen und lieben zu können, so, wie Sie sind, wunderbar! Falls nicht, sollten Sie während der nächsten Tage darüber nachdenken, warum Ihnen das nicht gelingt. Im Folgenden finden Sie einige Fragen dazu, die Ihnen helfen zu erkennen, wie Ihr wertender Geist arbeitet. Vielleicht hilft es Ihnen, sich die Antworten zu notieren.

Frage 1: Welche negativen Selbsturteile hindern mich daran, mich selbst zu lieben?

Frage 2: Was müsste ich in meinem Leben verändern, damit mein wertender Geist mich schließlich akzeptiert und in Ordnung findet?

Frage 3: Was würde passieren, wenn ich mich dafür entscheiden würde, mich so anzunehmen, wie ich bin, egal, welche Schwächen und Probleme ich habe?

Frage 4: Wie würde sich mein Leben verändern, wenn ich mein Herz bedingungslos für mein eigenes Selbst öffnen würde und ich mir selbst der beste Freund wäre?

Das Kraftfeld des Herzens

Liebesbeziehungen und sexuelle Erfüllung sowie der gesamte Prozess der Partnersuche drehen sich um die Qualität oder Kraft der Liebe. Wir wollen nun Ihre eigenen Vorstellungen über die Liebe genauer untersuchen.

Wissen wir etwas über die Liebe, dem wir alle zustimmen können? Nun, zunächst einmal ist die Liebe definitiv ein Gefühl, das wir im Herzen spüren. Neurophysiologen zufolge wird das Gefühl der Liebe durch bestimmte Gedanken und Assoziationen hervorgerufen, die über frühkindliche Erfahrungen mit der Mutter oder einer anderen Bezugsperson verknüpft sind. Wenn wir merken, dass jemand sich um uns kümmert, uns beschützt und uns annimmt, wenn wir in ein gemeinschaftliches Familiengefüge integriert sind, werden im Gehirn und anderen Organen Hormone ausgeschüttet, die physiologische Veränderungen im Körper, vor allem im Herzmuskel hervorrufen, die wir als angenehm empfinden.

Darüber hinaus zeigen neue wissenschaftliche Erkenntnisse, dass das Herz durch elektrische Impulse gesteuert wird, die ziemlich stark und wissenschaftlich nachweisbar sind. Das Herz erzeugt ein großes elektromagnetisches Kraftfeld, das in die Umwelt ausstrahlt, genauso wie unser Körper oder unser Planet Kraftfelder aussenden. Vielleicht haben Sie schon einmal Zeichnungen gesehen, die das Kraftfeld des Planeten darstellen. Empfindliche Messgeräte haben mittlerweile ein vergleichbares so genanntes »Torus-Kraftfeld« erfasst, das vom Herzen ausstrahlt. Dieses Kraftfeld reicht mindestens fünf Meter weit (in dieser Entfernung ist es noch mit den Messgeräten erfassbar) und kann daher von Menschen in unserer Nähe wahrgenommen werden.

Das elektromagnetische Kraftfeld Ihres Herzens drückt auf energetische Weise aus, wie Sie sich im Herzen fühlen. Je nachdem, welches Gefühl Sie im Herzen haben, verändert sich die Konfiguration des Kraftfelds. Wenn Sie Liebe im Herzen verspüren, werden die Menschen in Ihrer Nähe von dieser speziellen Energie umhüllt. Sie nehmen das Gefühl der Liebe wahr und werden im wahrsten Sinne des Wortes davon berührt. Wissenschaftlich gesehen ist die Liebe also etwas, das Sie nach außen senden und ebenso von einem anderen Menschen empfangen können, wenn Sie Ihre Antennen auf Empfang geschaltet haben.

Die Wissenschaft hat bezüglich der Liebe noch mehr herausgefunden. Die so genannte Princeton Engineering Anomaly Study, die über einen Zeitraum von 20 Jahren durchgeführt wurde, zeigt, dass unser Herz und unser Geist eine energetische Kraft aussenden, die nachweislich sensible elektronische Geräte beeinflussen kann. Die Studie belegt darüber hinaus, dass unsere Gedanken die Gedanken eines anderen Menschen beeinflussen können, auf den wir uns konzentrieren und der bewusst empfangsbereit dafür ist. Diese Kraft wird mit zunehmender Entfernung nicht schwächer. Albert Einstein hat bereits früher genaue Aussagen über diese Kraft des menschlichen Bewusstseins und der Intention gemacht. Die Intention des Experimentators beeinflusst nachweislich das Ergebnis des Experiments – und wir werden sehen, dass die Liebe, die wir in die Welt hinaussenden, von ähnlich gesinnten Menschen empfangen wird, egal, wo sie sich befinden.

Interessanterweise haben die Wissenschaftler während der ausführlichen Princeton-Studie Folgendes festgestellt: Wurden die Experimente über die Intention mit einem Liebespaar anstatt mit einander unbekannten Personen durchgeführt, fielen die Ergebnisse nicht wie erwartet doppelt so hoch, sondern sechsmal so hoch aus. Offensichtlich spielte die sexuelle Liebe hier eine Rolle, und man kann feststellen, dass die gemeinsame innere Kraft von Liebenden sich stärker manifestiert als von zwei Menschen, die sich fremd sind.

In wissenschaftlicher Hinsicht ist die Liebe also nicht nur ein inneres Gefühl, sondern eine Kraft, die auf geheimnisvolle Weise in die Welt ausgestrahlt wird.

Spirituelle Liebe

Die Wissenschaft kann uns nur bis zu einem gewissen Grad Auskunft über das tiefere Wesen der Liebe geben. Alle Kulturen dieser Welt haben Traditionen, die sich um diese subtile Qualität der Liebe drehen, die fast alle Menschen auf diesem Planeten in ihrem Herzen erleben. Mangels eines besseren Begriffs bezeichnet man diese Qualität in der Regel als spirituelle Liebe.

Ob es eine universelle spirituelle Realität ist oder nicht, nahezu überall auf der Welt ist die Überzeugung zu finden, dass die Liebe aus einer höheren, nicht stofflichen Quelle stammt, die häufig Gott genannt wird. Gottes Liebe ist der Motor jeder Religion auf diesem Planeten. Und unsere Offenheit für diese transzendente Kraft der Liebe ist der Schlüssel dafür, dass wir uns geliebt fühlen und zu dauerhafter Liebe fähig sind, sei sie erotischer oder platonischer Natur.

Wenn unser Herz verschlossen ist, kann keine Liebe hineinströmen. Aber wenn wir unser Herz dafür öffnen, erleben wir, wie die Liebe auf wunderbare Weise hineinfließt. Sich selbst der beste Freund zu sein bedeutet, sein Herz regelmäßig bewusst für die Liebe zu öffnen. Anstatt passiv auf jemanden zu warten, der Sie liebt, haben Sie selbst die Möglichkeit, die Liebe in Ihr Herz zu bringen. Übernehmen Sie die Verantwortung für sich selbst und öffnen Sie Ihr Herz für die Liebe – und zwar nicht nur für die Liebe einer Person, sondern für die Liebe, die von Gott oder dem Schöpfer stammt – oder wie Sie die höchste Quelle der Liebe, die das Universum durchdringt, auch immer nennen wollen.

Sich selbst der beste Freund zu sein bedeutet, sich selbst aus tiefstem Herzen zu lieben. Woher stammt diese Liebe? Vermutlich aus dem Strom unendlicher Liebe. Und wie kommt die Liebe in Ihr Herz? Diese Entscheidung liegt bei Ihnen: Nähren Sie keine

Gedanken, die Ihnen vermitteln, Sie seien nicht liebenswert, sondern öffnen Sie Ihr Herz für die Liebe. Es ist tatsächlich so einfach, wenngleich dieser Prozess auch unendlich subtil ist.

Wir wollen uns nun die grundlegenden Fokussätze ansehen, mit denen Sie Ihre Aufmerksamkeit regelmäßig darauf ausrichten können, sich selbst zu lieben. Halten Sie mehrmals im Laufe des Tages inne, schwingen Sie sich auf Ihre Atmung und Ihr Herz ein und sprechen Sie sich dann die folgenden Sätze vor. Öffnen Sie sich für eine neue Erfahrung. Sie werden Schritt für Schritt liebevoller werden, während die Liebe immer stärker in Ihr Herz hineinfließt:

Nehmen Sie sich etwas Zeit, um die Liebe zu sich selbst zu fördern ... konzentrieren Sie sich auf Ihren Atem ... die Luft, die in diesem Moment durch Ihre Nase ein- und ausströmt ... die Bewegungen in Brust und Bauch, während Sie atmen ... Ihr Herz, inmitten Ihrer Atmung. Sagen Sie zu sich selbst, während Sie ausatmen: »Ich akzeptiere mich, so, wie ich bin ...« Lassen Sie diese Worte in Ihrem Inneren nachhallen, damit sie Ihnen helfen, sich zumindest für die nächsten Momente so zu lieben, wie Sie sind. Dann können Sie sagen: »Ich liebe mich, so, wie ich bin ...« Erleben Sie die Wirkung dieser Worte ...

Wenn Sie bereit sind, sagen Sie zu sich: »Mein Herz ist offen dafür, dass die Liebe hineinströmt ...« Spüren Sie, wie Ihr Herz sich öffnet und die Liebe hineinströmt. Entscheiden Sie sich dafür, die Liebe in Ihr Herz fließen zu lassen, und erleben Sie, was geschieht, während Sie weiteratmen. Seien Sie jedes Mal offen für eine neue Erfahrung ...

Halten Sie inne ... atmen Sie ... denken Sie nach ... erleben Sie

Sich selbst vergeben

Wir wollen nun den letzten Schritt zur Entwicklung der Selbstliebe machen. Vielen von uns fällt es schwer zu verzeihen. Vor allem, wenn es darum geht, uns selbst Dinge zu verzeihen, die wir in der Vergangenheit getan oder unterlassen haben, haben wir Probleme damit, das Gefühl der Schuld und Scham zu überwinden und unser Herz von den uns selbst zugefügten Verletzungen zu heilen.

Hegen Sie sich selbst gegenüber Schuldgefühle oder schämen Sie sich für etwas, das Sie in der Vergangenheit getan oder unterlassen haben? Wenn das der Fall ist, hemmen diese Gefühle unmittelbar Ihre Fähigkeit, sich selbst zu lieben und Ihr Herz zu öffnen. Wenn Sie der Meinung sind, schlechte Dinge getan zu haben und es nicht zu verdienen, geliebt zu werden, verhindert dieses negative Selbsturteil, dass sich Ihre Hoffnung auf eine Liebesbeziehung erfüllt. Sie versagen sich selbst die Liebe und lassen somit auch nicht zu, von anderen geliebt zu werden.

Denken Sie darüber nach, ob Sie sich aufgrund von Dingen, die Sie in der Vergangenheit getan haben, weiterhin als schlecht, wertlos und als nicht liebenswert beurteilen. Was benötigen Sie, um sich diese Dinge zu verzeihen? Was hindert Sie daran, sich so zu lieben, wie Sie sind? Warum lassen Sie nicht zu, dass die Liebe in Ihr Herz strömt?

Halten Sie inne ... atmen Sie ... denken Sie nach ... erleben Sie

Die Vergangenheit akzeptieren

Wie können Sie Ihr Leben selbst in die Hand nehmen, Ihren Geist zu Ihrem Vorteil steuern und aus dem Gefängnis von Schuld und Scham ausbrechen? Wie können Sie sich verzeihen, was Sie in der Vergangenheit getan haben, damit Sie fähig sind, sich im gegenwärtigen Moment zu lieben? Aus psychologischer Sicht gibt es eine sehr befreiende Antwort auf diese grundlegende Lebensfrage. Psychologisch gesehen sind das Verzeihen und das Annehmen ein und dasselbe. Das Verzeihen richtet sich immer auf etwas, das in der Vergangenheit geschehen ist. Wir verzeihen uns etwas, indem wir einfach akzeptieren, dass dieses Ereignis stattgefunden hat. Und indem wir die Vergangenheit annehmen, befreien wir uns von ihr. Wenn man etwas akzeptiert, kann man es deutlich zum Ausdruck bringen: »Ja, ich habe das getan, oder ich habe versäumt, das zu tun. Und da ich die Vergangenheit nicht ändern kann, akzeptiere ich diese Realität voll und ganz.«

Die Vergangenheit ist Vergangenheit, Sie werden sie niemals ändern können. Sehr viele Menschen kämpfen gegen die Vergangenheit an. Sie weigern sich zu akzeptieren, dass etwas Bestimmtes geschehen ist. Daher bleiben sie dem Ereignis verhaftet. Aber sobald wir aufhören, mit der Vergangenheit zu hadern, und in unserem Herzen akzeptieren, dass etwas geschehen ist, passiert etwas Bemerkenswertes: Wir lassen das Ereignis los. Es ist vorbei und abgeschlossen. Sie können die Vergangenheit zwar nicht ändern, aber Sie können sie loslassen und die Aufmerksamkeit Ihres Herzens wieder auf den gegenwärtigen Moment lenken. Sich zu verzeihen bedeutet, sich schließlich Folgendes zu sagen: »Okay, ich habe das getan. Es ist vorbei. Ich werde versuchen, es in Zukunft besser zu machen. Und ich verzeihe mir, dass ich es getan habe.«

Eine emotionale Heilung findet in der Regel statt, wenn wir uns entschließen, die Vergangenheit zu akzeptieren, und dann den nächsten Schritt tun, indem wir unser Herz für die heilende Liebe öffnen. Die meisten Therapeuten und Geistlichen sind sich darüber einig, dass dies der direkteste und wirksamste Weg ist, um zu verzeihen und wieder nach vorn zu schauen.

Diesen Prozess können Sie im Alltag am besten nutzen, indem Sie sich jeden Tag ein paar Minuten Zeit nehmen, um innezuhalten und sich ausgewählte Fokussätze vorzusprechen. Diese richten Ihre Aufmerksamkeit auf den Prozess und fordern Ihr Herz auf, den Heilungsprozess zu erleben. Der Erfolg des mentalen Trainings, das in diesem Buch vorgestellt wird, hängt in erster Linie davon ab, dass Sie sich regelmäßig Zeit nehmen, um Ihr inneres Wachstum zu fördern und sich auf eine erfüllende Herzensbegegnung vorzubereiten.

Ich möchte Sie nun durch den grundlegenden täglichen Prozess führen, der ab sofort hoffentlich zu einem regelmäßigen Heilungsprogramm in Ihrem Leben wird. Wenn Sie diesen Prozess die ersten Male ausprobieren, befinden Sie sich natürlich noch in einer Lernphase, so dass möglicherweise nicht viel passiert. Bitte vertrauen Sie mir. Ich präsentiere Ihnen hier das Ergebnis vieler Jahre therapeutischer Arbeit und Erfahrung. Dieser Prozess kann Ihr Leben sehr schnell verändern, da er Ihnen hilft, Ihren Geist zu steuern, und das Potenzial Ihres Herzens, zu lieben und geliebt zu werden, fördert.

Wie immer beginnen Sie damit, Ihre Aufmerksamkeit auf Ihren Atem zu lenken ... und auf die Gefühle in Ihrem Herzen, in diesem Moment, während Sie atmen ... seien Sie offen für eine neue Erfahrung ... nehmen Sie jegliche Gefühle an, auf die Sie stoßen ... und beim nächsten Ausatmen sagen Sie zu sich selbst: *»Ich nehme mich an, so, wie ich bin ...«* Atmen Sie in die Erfahrung hinein, die durch diese Worte ausgelöst wird.

Sagen Sie nun zu sich: *»Ich verzeihe mir und lasse die Vergangenheit los.«* Atmen Sie in die Erfahrung hinein, die durch die Kraft der Worte angestoßen wird.

Sagen Sie sich nun Folgendes: *»In diesem Moment ist mein Herz offen, um heilende Liebe zu empfangen.«* Atmen Sie in die Erfahrung hinein, die zu Ihnen kommt ... seien Sie offen für eine neue Erfahrung ... lassen Sie zu, dass sich Ihr Herz öffnet, lassen Sie die Liebe hineinströmen ...

Halten Sie inne ... atmen Sie ... denken Sie nach ... erleben Sie

Früheren Partnern vergeben

Sie haben gerade einen Prozess erlernt, der Ihnen hilft, sich selbst zu verzeihen und sich selbst der beste Freund zu werden. Nun wollen wir den gleichen grundlegenden Prozess darauf anwenden, früheren Partnern zu verzeihen.

Viele Menschen halten an der Überzeugung fest, dass Ihr ehemaliger Partner ihnen Unrecht getan und sie verletzt hat und dass er nach wie vor für das emotionale Leid verantwortlich ist, das mit dem Ende der Partnerschaft einherging. Menschen, die sich nicht von einer früheren Beziehung lösen können, konzentrieren sich in ihrem Herzen in erster Linie auf Vorwürfe.

Solange man an der Gewohnheit festhält, jemand anderem die Schuld an seinen gegenwärtigen Gefühlen zu geben, ist man unfähig, diese Gefühle in positive Richtungen zu lenken. Wenn man andere für die eigenen Gefühle verantwortlich macht, begibt man sich in eine Opferrolle und verliert die Kraft, selbst die Verantwortung dafür zu übernehmen. Neigen Sie auch dazu?

Die Emotionen sind eine Reaktion auf die eigenen Gedanken und auf Bilder und Erinnerungen, die durch die Gedanken hervorgerufen werden. Es ist eine psychologische Tatsache, dass Sie selbst für Ihre Gedanken verantwortlich sind. Wenn Sie die Aufmerksamkeit Ihres Geistes auf die Zeit richten, als Ihr Partner Sie verlassen hat oder etwas getan hat, was Sie emotional verletzte, sind Sie allein dafür verantwortlich, wenn diese Erinnerungen Sie erneut quälen. Ihr Expartner ist nicht derjenige, der Ihren Geist jetzt steuert, Sie tun das selbst! Und wenn Sie das erkennen und immer bewusster kontrollieren, worauf Sie Ihre Aufmerksamkeit in jedem Moment richten, werden Sie feststellen, dass Sie sich in der Tat entscheiden können, sich nicht auf diese Episode in Ihrer Vergangenheit zu konzentrieren. Sie sind in der Lage, sich Folgendes zu sagen: »Ich habe selbst die Kontrolle über meine Gefühle, ich kann meine Aufmerksamkeit in Richtungen lenken, die mir ein schlechtes Gefühl vermitteln, oder in Richtungen, bei denen es mir gut geht – und ich werde mich dafür entscheiden, dass es mir gut geht!«

Die grundlegende Erkenntnis, dass niemand anders Ihnen ein schlechtes Gefühl vermittelt, kann Ihr Leben verändern. Sobald Sie aufhören, anderen Vorwürfe zu machen, und die Verantwortung für Ihre Gefühle selbst übernehmen, haben Sie die Kraft, Ihren Geist bewusst zu lenken. So werden Sie sich die meiste Zeit gut fühlen – und das ist ein entscheidender Sieg im Leben! Sie werden vom Opfer zum Sieger. Sind Sie bereit für diese Veränderung?

Jedes Mal, wenn es Ihnen schlecht geht, sollten Sie beobachten, welcher Gedanke dieses negative Gefühl erzeugt. Und wenn Sie feststellen, dass dieser Gedanke schmerzlich für Sie ist, können Sie sich entscheiden, sich nicht länger auf diesen Gedanken zu konzentrieren. Auf diese Weise steuern Sie wirksam Ihren Geist. In jedem beliebigen Moment können Sie sich dazu entschließen, an Millionen verschiedene Dinge zu denken. Sie können sich an das schrecklichste Ereignis in Ihrer Vergangenheit erinnern, diese Erinnerung ständig vor Augen haben und sich elend fühlen. Oder Sie erinnern sich an ein positives Erlebnis und fühlen sich wunderbar. Es liegt in Ihrer Macht!

Einer meiner wichtigsten Vorschläge in diesem Buch ist, dass Sie gedanklich so wenig wie möglich in die Vergangenheit abdriften. Und warum? Weil sie abgeschlossen und vorbei ist. Sich in seinen Gedanken in der Vergangenheit aufzuhalten, trägt nichts dazu bei, die Sehnsucht nach einer Liebesbeziehung zu erfüllen. Der gegenwärtige Moment ist Ihr bester Freund, wenn es um die Erfüllung Ihrer Wünsche geht, denn Ihr gesamtes Leben entwickelt sich ausschließlich im gegenwärtigen Moment. Wenn Sie den Kummer über eine beendete Liebesbeziehung überwinden wollen, müssen Sie den gegenwärtigen Moment für sich erobern und Ihre Aufmerksamkeit in erster Linie darauf ausrichten. Wir werden uns im nächsten Kapitel damit befassen, wie man das macht.

Aber bevor Sie diesen Schritt tun, ist es wichtig, dass Sie deutlich Ihre Absicht erklären, die Vergangenheit loszulassen. Dafür müssen Sie akzeptieren, was in Ihren früheren Beziehungen geschehen ist, und den Menschen verzeihen, denen Sie die Schuld an Ihrem Leid geben. Dann werden Sie in Ihrem Herzen frei. Sie können das recht einfach erreichen, wenn Sie sich dieser Aufgabe jeden Tag ein paar Minuten lang widmen.

Basierend auf dem bereits Gelernten stelle ich Ihnen nun den Prozess vor, durch den Sie lernen, zu verzeihen und im Leben vorwärts zu gehen. Sie sprechen bestimmte Fokussätze aus, die eine innere Handlung auslösen und Sie somit in die gewünschte Richtung bringen. Jedes Mal, wenn Sie diese Sätze aussprechen, öffnen Sie sich für eine neue Erfahrung, die weitere Heilung bringt. Tag für Tag wird Ihr Herz stärker heilen, die Vergangenheit wird weniger wichtig und Ihr Leben im gegenwärtigen Moment nimmt mehr Raum ein.

Wir wollen diesen Prozess nun durchgehen, damit Sie ihn erlernen und jeden Tag wiederholen können, bis Sie frei sind.

Emotionale Heilung

Nehmen Sie sich ein paar Minuten Zeit und machen Sie es sich bequem, ganz so, wie Sie möchten. Beginnen Sie wie immer damit, Ihre Aufmerksamkeit auf Ihre Atmung zu richten ... auf die Luft, die durch Ihre Nase ein- und ausströmt ... die Bewegungen in Brust und Bauch, während Sie atmen ... und auf die Gefühle in Ihrem Herzen, in diesem Moment ... seien Sie offen für eine neue Erfahrung ... und akzeptieren Sie alle Gefühle, die auftauchen ...

Bei der nächsten Ausatmung sagen Sie zu sich: »*Ich akzeptiere mich, so, wie ich bin ...*« Atmen Sie in die Erfahrung hinein, die durch diese Worte ausgelöst wird, egal, wie sie aussehen mag. Sprechen Sie den Satz gegebenenfalls noch einmal aus, während Sie sich Ihrer Gefühle bewusst bleiben.

Sagen Sie nun zu sich: »*Ich verzeihe mir und lasse die Vergangenheit los.*« Atmen Sie in jede Erfahrung hinein, die durch die Kraft dieser Worte auf Sie zukommt. Lassen Sie davon ab, sich selbst zu beurteilen, und genießen Sie das raumgreifende Gefühl in Ihrer Atmung, während Sie die Schuldgefühle loslassen und sich vorbehaltlos lieben.

Sagen Sie nun zu sich: *»In diesem Moment ist mein Herz dafür offen, heilende Liebe zu empfangen.«* Atmen Sie in jede Erfahrung hinein, die ausgelöst wird ... seien Sie offen ... lassen Sie zu, dass Ihr Herz sich öffnet, lassen Sie die Liebe hineinströmen.

Lassen Sie nun zu, dass Ihnen der Name und das Gesicht eines früheren Partners in den Sinn kommt, eines Menschen, dem gegenüber Sie immer noch negative Gefühle hegen oder dem Sie die Schuld an Ihrem Kummer geben. Sehen Sie diesem Menschen in Ihrer Vorstellung ehrlich in die Augen und sagen Sie zu ihm: *»Ich verzeihe dir, was geschehen ist, ich lasse alle negativen Gefühle los und akzeptiere die Vergangenheit.«* Lassen Sie zu, dass dieses Gefühl des Annehmens Ihr Herz erfüllt ... lassen Sie alles los.

Richten Sie Ihre gesamte Aufmerksamkeit nun wieder auf Ihren Atem ... lassen Sie Ihren Atem kommen und gehen, wie er möchte ... und dehnen Sie Ihr Bewusstsein weiter aus, um auch Ihr Herz wahrzunehmen, inmitten Ihrer Atmung ... und sagen Sie zu sich: »Mein Herz ist offen, um Heilung und Liebe zu empfangen ...«

Mit jedem neuen Atemzug lassen Sie Liebe in Ihr Herz hineinströmen, in Ihren ganzen Körper, während Sie das wundervolle Gefühl der Liebe genießen, das Ihr gesamtes Sein durchdringt ...

Halten Sie inne ... atmen Sie ... denken Sie nach ... erleben Sie

Herzensbegegnung – Drei

Natalies Mann war vor zwei Jahren gestorben. Sie war über 50, hatte erwachsene Kinder und viele gute Freunde und erwartete nicht, dass sie in diesem Leben noch einmal eine Liebesbeziehung erleben würde, obgleich sie sich nachts oft einsam fühlte. Sie hatte fast 30 Jahre lang eine so wunderbare Ehe geführt – wer sollte diesen Mann schon ersetzen können? Am Weihnachtsabend mummelte sie sich warm ein und ging auf eine Weihnachtsparty bei Nachbarn. Sie war rundum zufrieden mit sich und freute sich schon auf den nächsten Tag mit ihren Enkelkindern. Als sie zur Party kam, besorgte sie sich etwas zu trinken, und dann erlebte sie Folgendes:

Ich war an diesem Abend nicht in einer übermäßig geselligen Stimmung und sah niemanden, mit dem sich eine Unterhaltung angeboten hätte, also ging ich ins Bibliothekszimmer und nahm eine Zeitschrift zur Hand. Aus den anderen Zimmern drang Gelächter zu mir, aber für mich war es in Ordnung, mich allein zu entspannen. Ich bemerkte, dass jemand den Raum betrat, und sah auf – es war Hans, ein Nachbar, der nicht weit von mir entfernt wohnte. Wir kannten uns nur flüchtig. Er nickte mir zu und machte eine freundliche Bemerkung. Ich weiß nicht mehr, was es genau war. Dann ging er zum Fenster und betrachtete den herabrieselnden Schnee.

Ich las noch ein paar Witze in der Zeitschrift, dann streckte ich mich und gähnte. Als ich zu Hans hinübersah, blickte er mich geradeheraus an. Aber das war nicht der Hans, den ich kannte. Plötzlich begegnete mein Blick den Augen eines wunderbaren Menschen, der offensichtlich überaus bewegt war. Er schien von dem gleichen Gefühl überwältigt zu sein wie ich selbst. Zwischen unseren Körpern schien eine Art Hochspannung zu bestehen. Ich fühlte mich, als wäre ich 15. Er kam zu mir herüber und setzte sich auf das Sofa. Ich konnte kaum noch atmen. Es war offensichtlich, dass es ihm nicht anders erging als mir, und nach einem langen Moment konnte ich nicht mehr widerstehen und nahm seine Hand – das war der Auslöser. Er beugte sich zu mir herüber, und als wir uns küssten, war es einfach unglaublich. Es war, als würde ein lange aufgestauter Damm der Leidenschaft in mir brechen, und so gab es bei dem Kuss kein Halten mehr. Wir lachten vor lauter Glück und Dankbarkeit. Als unsere Gastgeberin hereinkam und uns so sah, war sie einen Augenblick lang schockiert – dann lachten wir alle drei. Ich denke, ich muss nicht im Detail erzählen, was den restlichen Abend noch geschah, aber ich versichere Ihnen, es war die aufregendste Liebesexplosion, die Sie sich vorstellen können – und, was noch besser ist, sie dauert noch immer an.

Sinnliche Präsenz

Nachdem wir nun erforscht haben, wie negative Erinnerungen Sie fortwährend leiden lassen können, ist es an der Zeit herauszufinden, wie die Konzentration auf den gegenwärtigen Moment Sie aufbauen und Ihnen die schönste Zeit Ihres Lebens schenken kann. Wir werden uns insbesondere damit beschäftigen, wie Sie Ihren Geist steuern können, um mehr Leidenschaft und sexuelle Erfüllung zu erleben, und wie Sie während dieses Prozesses eine Aura entwickeln, auf die andere Menschen positiv reagieren werden.

Ihre Fähigkeit, sich zu öffnen, körperliche Lust zu empfinden und ungehemmte sexuelle Energie durch Ihren Körper strömen zu lassen, ist von zentraler Bedeutung für Ihren Erfolg in der Liebe. Wenn Sie ein begehrenswerter Partner sein wollen, müssen Sie lernen, Ihr gesamtes Wesen von angenehmen Gefühlen durchdringen zu lassen, damit Sie die Leidenschaft – und die Erfüllung in der sexuellen Vereinigung – nicht nur ersehnen, sondern regelmäßig erleben.

Wie können Sie das Lustpotenzial Ihres Körpers steigern? Wie können Sie insgesamt sexuell attraktiver und begehrenswerter werden? Um diese Frage zu beantworten, müssen wir uns Ihre sexuellen Gefühle, Hemmungen, Sehnsüchte und Verhaltensmuster genau ansehen. Ich hoffe, es ist Ihnen nicht unangenehm, offen über intime Aspekte Ihrer Sexualität zu sprechen. Dieses Buch ist kein Sexratgeber, aber wir müssen auf ehrliche Weise betrachten, worum es in der Liebe geht und wie Sie sich Ihrer eigenen sexuellen Leidenschaft ohne Hemmungen hingeben können.

Wir wollen zunächst über das körperliche Vergnügen im Allgemeinen sprechen sowie darüber, wie Konditionierungen aus der Vergangenheit Ihre Fähigkeit beeinflussen, sich in Ihrer eigenen Haut wohl zu fühlen.

Sie sind mit einem bemerkenswert sinnlichen Körper auf diese Welt gekommen. Eine einfache Berührung des Fingers Ihrer Mutter auf Ihrem Bauch konnte Sie auf äußerst lustvolle Weise zum Lachen bringen. Babys empfinden große Lust und Vergnügen, da sie ganz und gar im gegenwärtigen Moment leben. Sie denken nicht an irgendwelche Probleme im Büro, machen sich keine Sorgen darüber, was sie am vorigen Tag zu jemandem gesagt haben, sie verlieren sich nicht in Erinnerungen an die Vergangenheit oder in Träumen über die Zukunft. Babys sind Wesen des gegenwärtigen Moments, und auch das körperliche Vergnügen ist an den gegenwärtigen Moment gebunden. Unser Körper erlebt kein sinnliches Vergnügen in der Vergangenheit oder der Zukunft. Wir erleben es hier und jetzt mithilfe unserer Sinnesorgane, des Lustzentrums des Gehirns und einer Reihe hormoneller Ausschüttungen im ganzen Körper.

Daher müssen Sie die Aufmerksamkeit Ihres Geistes regelmäßig auf das Hier und Jetzt richten, wenn Sie sich gut in Ihrem Körper fühlen wollen. Es ist ein Akt der Eigenliebe, seinen Geist so zu steuern, dass die angenehmen Gefühle maximiert werden. Sie sind sich selbst der beste Freund, wenn Sie Ihre Aufmerksamkeit dorthin richten, wo Sie körperliches Vergnügen empfinden – und das tun Sie, genau hier, genau jetzt, im sich ewig entwickelnden gegenwärtigen Moment.

Der gegenwärtige Moment ist auch der einzige Ort, an dem Sie Ihrem neuen Partner begegnen werden, denn alles Erleben geschieht im Hier und Jetzt, nicht im Dort und Dann. Und wenn Sie Ihrem neuen Partner begegnen, wird Ihre Fähigkeit, sich auf das sinnliche Vergnügen einzuschwingen und es auf unterschiedlichste Weise mit Ihrem Partner zu genießen, viel dazu beitragen, wie sich die Beziehung entwickeln wird. Denn wer möchte schon einen Partner, dem es nicht gelingt, alles andere beiseite zu schieben und sich ganz in seinem Körper zu erleben?

Aber viele Menschen haben genau damit Schwierigkeiten. Aus zahlreichen Gründen, die wir hier nicht aufführen müssen, haben die meisten von uns Hemmungen und geistige Gewohnheiten, die uns daran hindern, Lust zu erleben. Ich möchte Ihnen helfen, diese negativen Konditionierungen zu überwinden.

Sie haben bereits die grundlegende Technik erlernt, um sich

auf den gegenwärtigen Moment auszurichten. Nun wollen wir diesen Prozess insbesondere dafür nutzen, angenehme Gefühle im Körper zu entdecken und zu fördern. Der direkteste Weg zum gegenwärtigen Moment ist zunächst die bewusste Ausrichtung des Geistes auf Ihren Atem.

Sind Sie sich dieses sinnlichen Phänomens beim Lesen dieses Buches bewusst geblieben oder ist Ihre Atmung irgendwo unterwegs »verschwunden«? Kein Problem, wir kehren einfach zur Wahrnehmung der Luft zurück, die durch Ihre Nase ein- und wieder ausströmt, während Sie dies lesen, und erlauben dieser Wahrnehmung, uns wieder zurück in den gegenwärtigen Moment zu katapultieren. Wenn Sie sich des Rhythmus und der Kraft Ihrer Atmung bewusst sind, haben Sie eine direkte Verbindung zu Ihren Emotionen.

Und hier kommt der zweite Schritt, bei dem Sie Ihr Bewusstsein so ausdehnen, dass Sie sich auf zwei Sinneswahrnehmungen gleichzeitig konzentrieren – auf das Gefühl der Luft, die durch Ihre Nase ein- und ausströmt, sowie auf die Bewegungen in Brust und Bauch, während Sie atmen ... und hoppla! Wenn Sie sich auf zwei oder mehr körperliche Wahrnehmungen gleichzeitig einschwingen, verlagern Sie die Aufmerksamkeit Ihres Geistes von Ihrer üblichen zweidimensionalen kognitiven Denkfunktion auf eine gänzlich andere Bewusstseinsebene. Sie werden selbst feststellen, dass etwas scheinbar Magisches geschieht, wenn Sie sich gleichzeitig Ihrer Nase, Ihrer Brust und Ihres Bauches bewusst werden. Sie schalten um auf die dreidimensionale physische Realität – und hier ist jegliches körperliches Vergnügen zu finden.

Beobachten Sie, wie Ihre innere Erfahrung sich verändert, während Sie die Aufmerksamkeit Ihres Geistes auf die Luft richten, die in diesem Moment durch Ihre Nase ein- und ausströmt ... lassen Sie Ihre Atmung von selbst kommen und gehen ... beeinflussen Sie sie nicht. Achten Sie einfach auf alles, was Sie wahrnehmen ... Sie machen niemals denselben Atemzug zweimal, jeder Atemzug ist stets neu ...

Während Sie sich des Gefühls in Ihrer Nase bewusst bleiben, erlauben Sie Ihrer Aufmerksamkeit, sich auszudehnen, um auch das Gefühl in Brust und Bauch wahrzunehmen, während Sie die Luft in die Lunge strömen lassen und sie dann wieder ausatmen ... all diese verschiedenen Dinge sind auf einmal wahrnehmbar ...

Halten Sie inne ... atmen Sie ... denken Sie nach ... erleben Sie

Sie können diese Technik so lange üben, bis Sie alle Wahrnehmungen gleichzeitig erleben. Darum geht es bei der Bewusstseinserweiterung. Und Sie können jetzt sofort damit beginnen ...

Wie Ihr Herz fühlt

Viele Menschen spüren einen tiefen Kummer in ihrem Herzen. Und häufig versuchen sie, diesen inneren Schmerz zu verdrängen. Ihr Herz wird taub, da die Einsamkeit, das Alleingelassensein und die Verzweiflung zu schmerzlich für sie sind.

Wenn Sie wahre Liebe finden möchten, müssen wir Ihre Aufmerksamkeit auf sanfte Weise immer mehr auf Ihr Herz richten, egal, wie sehr es im Moment auch leiden mag. Denn nur wenn Sie Ihre liebende Aufmerksamkeit genau auf die Bereiche richten, wo Sie Schmerz empfinden, kann ihre Kraft bei dem Prozess helfen, alte emotionale Wunden zu heilen. Nehmen Sie also Ihr Herz inmitten Ihrer Atmung wahr. Während sie sich der Luft bewusst sind, die durch Ihre Nase ein- und ausströmt ..., und gleichzeitig die Bewegungen in Brust und Bauch wahrnehmen, während Sie atmen ..., dehnen Sie Ihre Aufmerksamkeit noch ein kleines bisschen weiter aus, um auch die Gefühle in Ihrem Herzen wahrzunehmen, inmitten Ihrer Atmung ...

Jedes Mal, wenn Sie diese scheinbar einfache Meditation durchführen, werden Sie eine neue Erfahrung machen und Ihr Herz neu erleben. Sie können nie wirklich vorhersagen, was Sie in Ihrem Herzen finden werden, wenn Sie dort hineinspüren.

Der Trick besteht darin, hinzusehen, ohne zu beurteilen. Sie können nicht ändern, was Sie gerade gefühlt haben. Alles, was Sie tun können, ist, dieses Gefühl anzuerkennen. Während Sie die Gefühle Ihres Herzens weiter beobachten, geschieht etwas Erstaunliches: Ihre Aufmerksamkeit hat eine Wirkung auf Ihre Gefühle, sie verändern sich! Wenn Sie die Gefühle in Ihrem Herzen negativ bewerten, wirkt Ihre Aufmerksamkeit als negative Kraft, da diese Gefühle einmal mehr auf schmerzliche Weise abgelehnt werden. Es gibt kein schlimmeres Gefühl, als von einer mächtigen Präsenz verurteilt und abgelehnt zu werden.

Wenn Sie aber (und nun werden Sie verstehen, warum es so wichtig ist, sich selbst der beste Freund zu sein) die Gefühle Ihres Herzens mit liebevoller Aufmerksamkeit annehmen, dann geschieht etwas Positives mit diesen Gefühlen. Die Liebe, die Sie den Gefühlen entgegenbringen, hat die Kraft, sie zu heilen und zu transformieren. Wenngleich die Wissenschaft dieses Phänomen noch nicht mit Messgeräten nachweisen kann, wissen wir alle, dass teilnehmende Liebe unsere emotionalen Wunden heilt. Sie können also selbst die Verantwortung für Ihr Herz übernehmen und seine Wunden durch die Kraft Ihrer nicht wertenden Aufmerksamkeit heilen.

Schwingen Sie sich zunächst auf Ihre Atmung ein ... auf die Luft, die durch Ihre Nase ein- und ausströmt ... die Bewegungen in Brust und Bauch ... und richten Sie Ihre Aufmerksamkeit nun auf Ihr Herz ... beobachten Sie die Gefühle Ihres Herzens in diesem Moment und erleben sie sie, egal, wie sie aussehen mögen ... bewerten Sie das, was Sie vorfinden, nicht ... akzeptieren Sie, dass Sie in Ordnung sind, so, wie Sie sind, selbst wenn Ihr Herz leidet oder Angst hat ... atmen Sie einfach weiter ... lassen Sie Ihre Gefühle von Ihrer liebevollen Aufmerksamkeit berühren ... und seien Sie bei jedem neuen Atemzug offen für eine neue Erfahrung, während Ihr Herz auf Ihre liebevolle Aufmerksamkeit reagiert und beginnt, weicher zu werden ... vertrauensvoller ... und offen dafür, Liebe zu empfangen ... lassen Sie die Heilung zu ... genießen Sie es ...

Halten Sie inne ... atmen Sie ... denken Sie nach ... erleben Sie

Es geht bei meiner Methode stets darum, sich auf die Atmung und das Herz einzuschwingen. Zudem sollten wir unsere Aufmerksamkeit auf das größte Organ unseres Körpers richten, das uns Lust und Wohlgefühle bereitet – und gelegentlich auch Schmerzen. Ich spreche natürlich vom wichtigsten Wahrnehmungs- und Sinnesorgan, das den gesamten Körper mit einem riesigen Netzwerk unglaublich sensibler Nervenendungen bedeckt: der Haut.

Die Haut wird als Organ fast immer unterschätzt. Aber tatsächlich ist sie gewichtsmäßig unser größtes Organ, sie ist sogar schwerer als Herz oder Gehirn. Darüber hinaus besteht die Haut, wie auch das Herz, zu über 50 Prozent aus Nervenzellen, die mit Nervenzellen des Gehirns identisch sind. Wer weiß, welches Maß an Intelligenz das Organ Haut möglicherweise erreicht. Unser sinnliches Erleben durch unsere Haut wird von Abermilliarden von Nervenendungen orchestriert, die eine unglaublich komplexe neurologische Präsenz bilden.

Ich möchte noch einmal daran erinnern: Diese sensiblen Nerven stimulieren Sie nicht mit einer Sinnlichkeit, die aus der Vergangenheit oder der Zukunft stammt. Die Wahrnehmung der Haut ist eine rein auf den gegenwärtigen Moment bezogene Erfahrung. Wenn Sie also Ihre auf die Vergangenheit und die Zukunft fixierten Gedanken beruhigen und sich stärker auf die Wahrnehmungen im gegenwärtigen Moment einschwingen, die von der gesamten Hülle Ihres Körpers gesammelt werden, dann erwecken Sie ein erstaunliches Lustpotenzial. Ob es nun das angenehme Gefühl auf der Haut ist, wenn eine sanfte Brise Ihre Wange berührt, oder das Gefühl, sich rundum wohl in seiner Haut zu fühlen, oder gar die sexuelle Lust, wenn der nackte Körper leidenschaftlich vom Partner geküsst und gestreichelt wird.

Zum Wohlgefühl im eigenen Körper tragen darüber hinaus die Nerven in Ihren Muskeln bei. Auch sie leiten Informationen an das Gehirn weiter. Diese Nerven arbeiten harmonisch mit den Wahrnehmungen der Haut zusammen und vermitteln Ihnen, welches Gefühl Sie insgesamt im Körper haben. Zudem reagieren sie auf hormonelle Veränderungen, die anzeigen, ob Sie insgesamt angespannt sind und sich unwohl in Ihrem Körper fühlen oder ob Sie entspannt sind und sich wohl fühlen.

Zusammengenommen ergibt dies ein unendlich komplexes neurologisches System, das Ihnen in jedem Moment vermittelt, welche Präsenz und welches Lustempfinden Sie im ganzen Körper erleben. Wenn Sie sich in Ihren Gedanken verlieren, geht Ihnen diese ganzkörperliche Wahrnehmung verloren. Nur wenn Sie Ihre Aufmerksamkeit auf das gegenwärtige Erleben richten, werden Sie in Ihrem Körper wieder lebendig.

Ich empfehle Ihnen, es sich für den Rest Ihres Lebens zur Gewohnheit zu machen, einen Teil Ihrer Aufmerksamkeit auf die ganzkörperliche Erfahrung im gegenwärtigen Moment zu richten, egal, was Sie sonst gerade tun. Natürlich werden Sie häufig gedankenverloren ganz von der Körperwahrnehmung fortdriften. Das ist in Ordnung. Aber so weit es Ihnen möglich ist, sollten Sie sich dieses Körperbewusstsein zur Gewohnheit machen, wenn Sie sich im Leben rundum wohl fühlen und Ihren Körper mit einer positiven Ausstrahlung aufladen wollen.

Diese Ausrichtung auf ein positives Körperbewusstsein ist der Schlüssel für Attraktivität. Denn Menschen mit einer sexuell positiven Ausstrahlung sind genau diejenigen, die sich in jedem Moment des angenehmen Gefühls in ihrem Körper bewusst sind. Wenn Sie beispielsweise gedankenverloren eine Straße entlanggehen und somit nicht präsent in Ihrem Körper sind, nehmen Menschen Sie ganz anders wahr, als wenn Sie sich auf das sinnliche Gefühl des Gehens konzentrieren. Und wenn Sie mit Ihrem Partner im Bett sind, spielt die Fähigkeit, in Ihrem Körper anstatt in Ihrem Kopf zu sein, für ein erfüllendes sexuelles Erlebnis eine entscheidende Rolle. Sie sind eine fantastische »Lustmaschine« – aber nur, wenn Sie sich bewusst dafür entscheiden.

Ich möchte Ihnen nun eine Technik vorstellen, mit deren Hilfe Sie sich bewusst dafür entscheiden können, in jedem Moment Ihres Lebens ein sinnliches Wesen zu sein. Auch hier bauen wir wieder auf dem bereits Gelernten auf:

Während Sie diese Worte lesen oder zu jedem beliebigen Zeitpunkt, an dem Sie sich wieder auf die Präsenz und die Sinnlichkeit Ihres Körpers konzentrieren wollen, lenken Sie Ihre Aufmerksamkeit zunächst auf Ihre Atmung ... werden Sie sich dessen bewusst, dass Sie ein lebendiges Wesen sind, das auf natürliche Weise ein- und ausatmet ... genießen Sie, wie sich Ihr Körper ausdehnt und wieder zusammenzieht ... dehnen Sie nun Ihr Bewusstsein aus, um auch die Gefühle in Ihrem Herzen wahrzunehmen, und akzeptieren Sie, was Sie in Ihrem Herzen entdecken, was immer es auch sein mag ... öffnen Sie sich für die einströmende Liebe und positive Gefühle in Ihrem Herzen ... und dehnen Sie Ihr Bewusstsein zum letzten Mal aus, um auch die gesamte Hautoberfläche auf einmal wahrzunehmen ... so dass Sie sich Ihres Körpers als dreidimensionales Ganzes bewusst werden, hier in diesem Moment ...

Halten Sie inne ... atmen Sie ... denken Sie nach ... erleben Sie

Die eigene Sinnlichkeit entwickeln

Vielleicht erscheint es Ihnen schwierig, den ganzen Körper auf einmal wahrzunehmen, aber mit etwas Übung wird es Ihnen gelingen. Schließlich hatten Sie dieses Körperbewusstsein als Kind fast ständig. Sie müssen sich lediglich daran erinnern, die Übung durchzuführen und sich die Zeit zu nehmen, Sinnlichkeit in Ihr Leben zu bringen.

Welche Körperhaltung haben Sie zum Beispiel in diesem Moment, während Sie diese Worte lesen? Sind Sie verspannt oder befinden Sie sich in einer unbequemen Position? Während Sie weiterlesen, können Sie sich auf Ihren Körper einschwingen und Ihre Aufmerksamkeit auf Ihr Gefühl der Sinnlichkeit richten. Sobald Sie sich erlauben, sich in Ihrem Körper wohl zu fühlen, passiert etwas: Sie bewegen sich automatisch ein bisschen, vielleicht strecken Sie sich und entdecken irgendwo in Ihrem Körper angenehme Gefühle und vielleicht nehmen Sie eine bequemere Position ein.

Als ich nach Hawaii zog, richtete ich mir mein Büro bewusst in einiger Entfernung vom Haus ein, so dass ich jedes Mal, wenn ich eine Pause mache, um etwas zu trinken oder zu essen, mich mit meiner Frau zu unterhalten oder ein Nickerchen zu machen, einen zirka dreiminütigen Spaziergang vom Büro zum Haus genießen kann – denn Bewegung ist das beste Mittel, damit der Körper sich besser fühlt. Bei einer meiner Pausen im Haus sah ich unsere Katze im Wohnzimmer liegen und die Sonnenstrahlen genießen, die durch das Fenster ins Zimmer drangen. Als sie mich hereinkommen sah, stand sie auf und streckte sich lang und verträumt. Einen Moment lang dachte ich darüber nach, dass die meisten Tiere sich regelmäßig strecken, um zu entspannen und den gegenwärtigen Moment zu genießen. Und während dieser Augenblicke stand ich gedankenverloren da und war fast vollständig von meinem Körpergefühl abgeschnitten. Dann riss ich mich aus meinen Gedanken heraus, gesellte mich zu meiner Katze und machte selbst ein paar einfache Yoga-Dehnübungen.

Und selbst während ich hier beim Schreiben an meinem Computer sitze und mir vorstelle, wie Sie dasitzen und diese Worte lesen, während ich unsere Verbindung spüre, bleibe ich mir meines Körpers, der hier vor dem Computer sitzt, bewusst. Ich erlaube meinen Füßen, sich zu bewegen, wenn sie möchten. Häufig strecke ich mich und seufze und mache alles Mögliche, was meinem Körper gut tut. Ich möchte Sie dazu ermuntern, das Gleiche zu tun. Seien Sie sich beim Lesen Ihres Körpers bewusst und erlauben Sie ihm zu tun, was er möchte. Nehmen Sie Positionen ein, die angenehm sind.

Egal, was wir tun, es gibt immer ein paar Bereiche in unserem Körper, die sich nicht so gut anfühlen. Andere dagegen vermitteln uns ein wunderbares Gefühl. Und dann gibt es Körperstellen, die wir weder positiv noch negativ wahrnehmen. Wenn wir uns im Leben regelmäßig auf das Negative konzentrieren, fixieren wir uns automatisch auch auf Schmerzen und Beschwerden oder unangenehme Gefühle in unserem Körper. Doch auch hier können wir uns dafür entscheiden, uns auf die

Körperbereiche zu konzentrieren, in denen angenehme Gefühle vorherrschen.

In diesem Moment gibt es sicherlich eine Reihe angenehmer Gefühle in Ihrem Körper, die unbemerkt bleiben, weil Sie nicht innehalten, um sie auszukosten. Stellen Sie sich ein Leben vor, in dem man nur sehr selten all die Wohlgefühle wahrnimmt, die im Körper vorhanden sind. Was für eine schreckliche Verschwendung! Und wie gemein wäre es sich selbst gegenüber zu ignorieren, was einem so gut tut!

Wir kommen nun zu einer grundlegenden sinnlichen Übung, die Sie fast überall durchführen können, um sich auf die angenehmen Gefühle im Körper zu konzentrieren:

Wenn Sie diesen Absatz gelesen haben, sollten Sie das Buch eine Weile zur Seite legen und sich bequem hinsetzen oder -legen. Schwingen Sie sich auf Ihre Atmung ein ... auf Ihr Herz ... auf Ihren ganzen Körper, hier in diesem Moment ... mit geschlossenen Augen erlauben Sie Ihrer Aufmerksamkeit nun, sich an Ihrem Körper entlangzubewegen. Wenn Sie an Körperstellen angenehme Gefühle wahrnehmen, konzentrieren Sie sich eine Weile darauf und genießen dieses reine Wohlgefühl ... suchen Sie dann nach weiteren Bereichen Ihres Körpers, in denen ein Wohlgefühl in diesem Moment nur darauf wartet, dass Sie ihm Ihre Aufmerksamkeit schenken ...

Halten Sie inne ... atmen Sie ... denken Sie nach ... erleben Sie

Fühlen Sie sich wohl in Ihrer Haut!

Während Sie sich auf eine wunderbare Liebesbegegnung vorbereiten, möchte ich Sie Folgendes fragen: Möchten Sie mit einem Menschen eine intime Beziehung haben, der sich in seiner eigenen Haut nicht wohl fühlt? Suchen Sie nach einem Partner, der keine Lust empfinden und sich keiner sinnlichen Freude hingeben kann? Sehnen Sie sich danach, mit jemandem zu schlafen, der auf Schmerzen fixiert und schlecht gelaunt ist, weil das Leben ja so schlecht ist? Wohl kaum! Sie wünschen sich einen Partner, der auf die leiseste Berührung reagiert, der gerne Lust empfindet, der die reine Freude angenehmer Gefühle gern auskostet, überall im exotischen Tempel des Lebens, den wir Körper nennen.

Und umgekehrt betrachtet, wünscht sich der Mensch, den Sie suchen, etwa einen Partner, der auf jedes kleine Wehwehchen des Körpers fixiert ist und gleichzeitig die angenehmen Gefühle ignoriert? Möchte die Liebe Ihres Lebens einen Partner haben, der keine erotische Lust kennt? Mit anderen Worten, haben Sie sich sinnlich vorbereitet, so dass Sie zu dem Partner passen, den Sie suchen? Oder gehören Sie zu den Menschen, die in der Liebe keinen Erfolg haben, weil sie von Ihrem Partner erwarten, dass er ihnen auf wundersame Weise stets ein gutes Gefühl vermittelt?

Sie sehen, wie wichtig die Vorbereitungsphase für einen dauerhaften Erfolg bei der Partnersuche ist. Letztlich geht es immer wieder darum, wie Sie das Leben betrachten. Sie können mit der Einstellung herumlaufen, dass das Leben schrecklich ist – dann wird es mit großer Sicherheit auch so sein. Sie können sich auf all die Misserfolge in Ihrem Leben konzentrieren, auf all die schlechten Dinge, die Sie getan, und all die Dinge, die Sie versäumt haben – dann werden Sie sich definitiv miserabel fühlen und dieses Gefühl auch gegenüber den Menschen ausstrahlen, denen Sie begegnen. Und Sie können jeden Menschen in Ihrem Umfeld für Ihre Probleme verantwortlich machen, sich darüber beschweren, in welch furchtbarem Zustand die Welt ist und wie gemein Ihr Chef ist – dann wird die Welt Ihnen sicherlich auch auf diese Weise begegnen.

Aber was hält Sie umgekehrt davon ab, einfach zu sagen: »Ich entscheide mich dafür, mich auf das Gute anstatt auf das Schlechte auszurichten, auf die Freude anstatt auf das Leid, auf die Liebe anstatt auf den Hass, auf die Hoffnung anstatt auf die Verzweiflung ...«? Sie haben in jedem Moment die Wahl. Mit jedem Gedanken, den Sie durch Ihren Geist strömen lassen, bestimmen Sie Ihr Schicksal.

Angesichts der Erkenntnis, dass sie selbst die Wahl haben, ob sie sich gut oder schlecht fühlen, fallen vielen Menschen zahlreiche Gründe ein, warum das Leben voller Leid und Schmerz, voller Schwierigkeiten und Verzweiflung ist. In der Tat gibt es viele logische Erklärungen dafür, dass wir uns so schlecht fühlen. Und wenn Sie diese Erklärungen weiterhin beibehalten möchten, ist das Ihre persönliche Entscheidung. Ich weise Sie lediglich darauf hin, dass es eine Alternative gibt.

Versuchen Sie von nun an, die Gedanken zu beobachten, die durch Ihren Geist strömen. Ermitteln Sie, ob ein Gedanke Ihnen ein gutes oder ein schlechtes Gefühl vermittelt. Und wenn Sie einen Gedanken erkennen, der Sie belastet, dann machen Sie sich bewusst, dass Sie ihn nicht denken müssen. In diesem Moment können Sie Ihre Aufmerksamkeit auf etwas richten, das Ihnen ein positives und hoffnungsvolles Gefühl schenkt. Selbst wenn Sie in einem Raum voller Menschen sind, die auf ihre Wut, ihre Ängste, Hoffnungslosigkeit und Verzweiflung fixiert sind, haben Sie die Freiheit, einen kleinen Bereich in Ihrem Körper zu finden, der sich angenehm anfühlt. Wenn Sie sich darauf konzentrieren, werden Sie ein positives Gefühl ausstrahlen, und so wird zumindest ein Impuls der Liebe, des Friedens und der Freude den Raum erhellen.

Das Schöne dabei ist, dass Liebe, Frieden und Freude sich ausbreiten werden. Es muss nur ein Mensch riskieren, sich gut zu fühlen, dann können alle anderen in seiner Umgebung die Ausstrahlung seines Herzens wahrnehmen und ebenfalls ein gutes Gefühl im Herzen verspüren. Das ist unsere Hoffnung in dieser Welt. Und es ist unsere wichtigste Verantwortung. Wenn wir unser Herz regelmäßig für die Liebe öffnen und diese ausstrahlen, berühren wir auch andere Herzen und erwecken damit ihr Liebespotenzial.

Halten Sie einen Moment inne und denken Sie darüber nach, ob Sie Ihre Aufmerksamkeit eher auf das Leid oder auf die Freude richten. Konzentrieren Sie sich in der Regel auf das Negative oder auf das Positive? Sind Sie sich selbst der beste Freund? Lieben Sie sich selbst? Und falls nicht, möchten Sie das gerne? Sind Sie bereit, Ihre Gewohnheiten zu verändern?

Halten Sie inne ... atmen Sie ... denken Sie nach ... erleben Sie

Sexuelle Präsenz

Irgendwann in den nächsten Tagen oder Wochen werden Sie sich auf der Suche nach der wahren Liebe erneut in die Welt hinauswagen. Und Sie werden sich die Frage stellen, ob Sie attraktiv genug sind, um jemanden anzuziehen, der auch Ihren Wünschen entspricht. Wir wollen uns nun zum Schluss dieses Kapitels Ihre gegenwärtige sexuelle Präsenz und Attraktivität ansehen und herausfinden, wo möglicherweise Handlungsbedarf besteht.

Wie bereits erwähnt, ist ein Körper, der den gängigen Medienstandards entspricht, keine Voraussetzung, um attraktiv für einen Partner zu sein. Sicherlich kann es förderlich wirken, wenn Sie beispielsweise schlank sind. Aber die Kraft der Anziehung zwischen zwei Körpern basiert auf etwas viel Tieferem. Das erklärt auch, warum Menschen mit jeder möglichen Figur die wahre Liebe finden, während Menschen mit einem perfekten Körper häufig allein und einsam bleiben.

Sicherlich haben Sie auf der Straße schon einmal jemanden gesehen, der Medienstandards zufolge nicht unbedingt gut aussah oder schön war, auf Sie aber trotzdem attraktiv wirkte. Und warum? Weil dieser Mensch sich in seiner eigenen Haut wohl fühlte. Wenn wir uns als hässlich empfinden, deprimiert oder zornig sind, strahlen wir etwas Unattraktives aus. Wenn wir dagegen fröhlich, liebevoll und positiv gestimmt sind, strahlen wir eine positive Energie aus.

Ob wir attraktiv, hübsch oder sexy wirken, hat zudem auch mit unserem Energieniveau zu tun. Für die sexuelle Präsenz spielt eine bestimmte energetische Aufladung des Körpers eine Rolle – es handelt sich dabei um eine Energie, die eine scheinbar magnetische Kraft hat, die Aufmerksamkeit anderer Menschen auf sich zu ziehen. Wissenschaftler versuchen angestrengt, dieses Phänomen zu erforschen, aber fest steht, dass es existiert.

Die sexuelle Präsenz hat mit einem inneren Gefühl zu tun, das man ausstrahlt und das von anderen Menschen wahrgenommen wird. Man erkennt sie daran, wie jemand geht, wie er lacht, am Ton der Stimme, der Körperhaltung, der körperlichen Bereitschaft zu handeln. Die sexuelle Präsenz setzt sich zusammen aus der Ausstrahlung eines Gefühls, dem Selbstbild, dem Energieniveau – und einer bestimmten starken Intention. Sehen wir uns diese Faktoren im Einzelnen an:

Sexuelle Gefühle: Das innere Gefühl, das eine starke sexuelle Präsenz ausstrahlt, entsteht, wenn Sie sich regelmäßig für Sinnlichkeit und Freude entscheiden und auf angenehme Gefühle in Ihrem Körper eingeschwungen sind. Anziehend ist jemand, der eine Verbindung zu seinen erogenen Zonen hat – der das Versprechen von großartigem Sex in der Zukunft ausstrahlt, da er bereits im gegenwärtigen Moment mit seinen sexuellen Gefühlen verbunden ist. Und diese sexuellen Gefühle beziehen sich nicht nur auf die Genitalien. Der gesamte Körper ist eine erogene Zone, und ein Mensch mit Sexappeal ist jemand, der seinen ganzen Körper spürt und sich darin wohl fühlt. Besonders wenn das Herz und die Genitalien lernen, gemeinsam zu arbeiten, werden die Gefühle sehr tief und haben die Kraft, Ihre Absicht zu verwirklichen.

Ein attraktives Selbstbild: Wenn Sie sich selbst unattraktiv finden, strahlen Sie das auch nach außen aus, selbst wenn Sie einen wunderschönen Körper haben. Mit einem negativen Selbstbild sind Sie völlig von Ihrer sexuellen Präsenz abgeschnitten. Wenn Sie sich dagegen als begehrenswert empfinden, wird Ihre sexuelle Präsenz stark sein. Auch hier ist es allein Ihre Entscheidung, wie Sie sich sehen. Sie können Ihr Selbstbild neu aufbauen, indem Sie sich in Ihrem Körper wohl fühlen und mithilfe dieses Gefühls Ihre Einstellung sich selbst gegenüber verändern. Wenn Sie lernen, Geist, Herz und Genitalien in einer liebenden Präsenz miteinander zu verbinden, wird Ihr Selbstbild »ganz« und entwickelt eine starke Ausstrahlung.

Sexuelle Energie: In späteren Kapiteln werden wir uns eingehender mit dem Energieniveau des Körpers befassen sowie damit, wie man die Energie steigern kann. Im Moment geht es jedoch um Folgendes: Wenn Sie der Sexualität die Energie entziehen, bleibt nichts mehr davon übrig. Die sexuelle Energie ist die Kraft des Universums, die durch Ihren Körper fließt und auf sexuelle Vereinigung und die Zeugung eines neuen Wesens drängt, um unsere Spezies auf der Welt zu erhalten. Unser Überleben als Spezies hängt vom Fluss der sexuellen Energie in unserem Körper ab. Sie führt uns zusammen, damit wir uns fortpflanzen und den menschlichen Tanz weiterführen. Diese Kraft ist daher essenziell für die sexuelle Präsenz und Erfüllung.

Sexuelle Intention: Viele einsame Menschen, die eigentlich bereit für die Liebe wären, geraten bei diesem Punkt ins Straucheln. Möglicherweise haben sie einen schönen Körper, ein positives Selbstbild und jede Menge sexueller Energie, die sie antreibt – aber sie gestehen sich ihre Absicht in Bezug auf die Liebe nicht ehrlich ein. Die Intention ist überaus wichtig im Leben und besonders, wenn es um die Liebe geht. Wenn Sie jemanden mit starkem Sexappeal auf der Straße, auf einer Party oder bei der Arbeit sehen, dann sehen Sie jemanden, der bereit ist, die Welt seine Sehnsüchte und Wünsche – seine Intention – sehen zu lassen. Wenn Sie bereit sind, die Welt oder zumindest bestimmte Menschen in Ihr Herz blicken zu lassen, und sie Ihre Absicht, sexuelle Erfüllung zu suchen, wahrnehmen lassen, dann werden alle anderen inneren Mechanismen auf wunderbare Weise in Gang gesetzt, und Sie sind energiegeladen und attraktiv.

Wir wollen uns nun ansehen, wie Sie sich bei den genannten vier Punkten einstufen. Mithilfe dieser vier Aspekte können Sie sich für die Liebe bereitmachen. Während Sie die Fragen lesen, sollten Sie innehalten und sich bei jeder einzelnen Frage auf Ihre Atmung einschwingen. Lassen Sie die Erkenntnisse auf sich zukommen – beurteilen Sie sich nicht, seien Sie nur ehrlich:

Sexuelle Gefühle: Fühlen Sie sich oft sexy in Ihrem ganzen Körper, besonders wenn Sie sich bewegen (gehen, tanzen, laufen, sich strecken usw.)? Oder ist dies ein Bereich, auf den Sie sich konzentrieren möchten, während Sie sich auf Ihren neuen Partner vorbereiten?

Attraktives Selbstbild: Empfinden Sie sich selbst als attraktiv? Strahlen Sie eine sexuelle Präsenz aus, die für die Liebe bereit ist? Oder ist dies ein Aspekt, an dem Sie arbeiten und den Sie zu Ihrem Vorteil verändern möchten?

Sexuelle Energie: Haben Sie im Allgemeinen ein hohes Energieniveau, mit jeder Menge freier Energie für die sexuelle Anziehung? Oder möchten Sie lernen, Ihre sexuelle Energie zu steigern, damit Sie ein attraktives Kraftfeld aussenden, das Ihnen die Liebe bringen wird?

Sexuelle Intention: Sind Sie sich in Ihrem Herzen und in der Begegnung mit anderen bereits über Ihre Absicht im Klaren, aktiv nach Erfüllung in der Liebe zu suchen? Oder möchten Sie lernen, Ihre Liebesabsicht zu klären und zum Ausdruck zu bringen?

Die eigene sexuelle Präsenz entdecken und ausstrahlen

Am Ende jedes dieser Einführungskapitel stelle ich Ihnen einen Teil Ihres täglichen Programms vor, das Sie in den nächsten Tagen und Wochen durchführen können, um sich auf die Liebe vorzubereiten. Im ersten Kapitel ging es um den grundlegenden Prozess, Ihre Absicht in Bezug auf die Liebe zum Ausdruck zu bringen. Am Ende des zweiten Kapitels haben wir uns den Prozess angesehen, der die emotionale Heilung fördert. Das dritte

Kapitel wollen wir nun mit dem Prozess abschließen, mit dem Sie Ihre sexuelle Präsenz erwecken können.

Wie bei den früheren Sitzungen sollen Sie auch hier bestimmte Fokussätze auswendig lernen, da diese in Geist, Herz und Körper nachklingen und Ihre Aufmerksamkeit in Richtungen lenken, die Sie auf eine erfüllende sexuelle Beziehung vorbereiten. Jedes Mal, wenn Sie sich einen der Sätze vorsprechen, werden Sie eine neue Erfahrung machen. In jedem Moment, an jedem neuen Tag sind Sie bereit für eine bestimmte neue Erkenntnis oder Erfahrung, die Ihr Gefühl vertiefen, wer Sie sind und was Sie im Leben erwarten. Und im Laufe der Zeit werden Sie feststellen, dass der Erkenntnisprozess sich beschleunigt, während Sie sich immer mehr der natürlichen Heilung und dem inneren Wachstum widmen, die durch dieses mentale Training gefördert werden.

Lassen Sie uns den gesamten Prozess nun durchgehen, damit Sie ein Gefühl dafür bekommen, wie der Ablauf aussieht, und sich die Kernsätze einprägen können. Um die Programme zu meistern, sollten Sie ihren Ablauf am Anfang auswendig lernen, damit Sie sich später mühelos daran erinnern und direkt in die Erfahrung eintauchen können, die jeder Fokussatz hervorruft.

Nehmen Sie eine bequeme Position ein ... strecken Sie sich, wenn Sie möchten ... vielleicht haben Sie das Bedürfnis zu gähnen ... schwingen Sie sich auf Ihre Atmung ein ... lassen Sie Ihre Atemzüge von allein kommen und gehen ... und dehnen Sie Ihre Aufmerksamkeit nun auch auf die Gefühle in Ihrem Herzen aus ... akzeptieren Sie die Gefühle ... atmen Sie in sie hinein ... erweitern Sie Ihr Bewusstsein dann noch ein bisschen, um Ihren ganzen Körper auf einmal wahrzunehmen, hier in diesem Moment ... lassen Sie Ihren Geist Ihren ganzen Körper erkunden und entdecken Sie Bereiche, die sich angenehm anfühlen ... genießen Sie es, sich körperlich wohl zu fühlen ... strecken Sie sich und bewegen Sie sich, wenn Sie möchten ... lassen Sie zu, dass Sie sich wunderbar fühlen, in diesem Moment ...

Achten Sie nun darauf, welche Erfahrungen und Erkenntnisse auf Sie zukommen, wenn Sie Folgendes zu sich sagen: *»Ich gestatte mir, mich in diesem Moment gut in meinem Körper zu fühlen.«*

Wenn Sie bereit sind, öffnen Sie sich für eine Erfahrung, die den ganzen Körper mit einbezieht, indem Sie zu sich sagen: *»Ich fühle mich sexuell attraktiv und bin bereit für die Liebe.«*

Und schließlich sagen Sie Folgendes zu sich: *»Ich habe die Intention, sexuell attraktiv zu sein und Erfüllung in der Liebe zu finden.«*

Nun können Sie einfach entspannen ... lassen Sie alle Gedanken los ... schwingen Sie sich auf Ihr momentanes Gefühl im Körper ein ... gestatten Sie sich aus vollem Herzen, sich gut zu fühlen ... um die guten Gefühle zu fördern, können Sie sich strecken und sich bewegen, wenn Sie möchten ... lassen Sie Ihre sexuelle Energie durch Ihren Körper fließen ... und geben Sie sich ganz dem Vergnügen hin, ein sexuelles Wesen zu sein!

Halten Sie inne ... atmen Sie ... denken Sie nach ... erleben Sie

Herzensbegegnung – Vier

Bernard führte die Anziehungsmeditation sowie die anderen Übungen schon seit Monaten durch und manchmal fühlte er sich entmutigt, weil es noch zu keiner Liebesbegegnung gekommen war. Gleichzeitig jedoch ging es ihm in seinem Leben immer besser und er fühlte sich rundherum gut. Während er meditierte, empfing er sehr viel Liebe – und dann spürte er es eines Abends ... das Gefühl, dass es irgendwo einen bestimmten Menschen gab, zu dem er eine Herzensverbindung hatte. Und dann:

> Ich ging am nächsten Morgen zur Arbeit und erwartete fast, dass ich plötzlich mit meiner wahren Liebe zusammenstoßen würde. Aber stattdessen musste ich an einer langweiligen Sitzung teilnehmen. Mein Chef suchte einen Freiwilligen, der am nächsten Tag zu einem neuen Unternehmen auf unserer Kundenliste fliegen würde, um dort eine Präsentation zu machen. Ich tue so etwas fast nie – aber ohne nachzudenken, hob ich meine Hand. Ich hatte das Gefühl, einfach Ja sagen zu wollen, also tat ich es.
>
> Am Abend führte ich meine Anziehungsmeditation durch. Und wieder überströmte mich das Gefühl, dass ich nicht allein war und jemand mich wahrnahm. Ich spürte ihre Präsenz. Ich bin kein esoterischer Mensch, daher war mir dieses Gefühl etwas unheimlich. Gleichzeitig war es aber auch spannend. Am nächsten Morgen flog ich also in eine Stadt, die ich kaum kannte, und bevor ich mir dessen richtig bewusst war, hielt ich vor zirka 30 Menschen einen Vortrag. Ungefähr nach zehn Minuten passierte es. Meine Augen begegneten dem Blick einer Zuhörerin. Sie sah mich intensiv an und hörte mir viel aufmerksamer zu als die anderen. Einen Moment lang verlor ich den Faden und musste auf meine Notizen schauen, um den Vortrag fortsetzen zu können.
>
> Sie trug einen blauen Pullover, und sosehr ich mich auch bemühte, ich konnte nicht davon ablassen, sie immer wieder anzusehen. Mein Herz schlug wild. Vielleicht war sie nicht die allerschönste Frau auf dieser Welt – ich bin auch nicht der attraktivste Mann –, aber sie wirkte so sexy auf mich, dass ich mich sehr zusammennehmen musste, um mit meinem Vortrag fortzufahren.
>
> Nach dem Vortrag wurden mir viele Fragen gestellt, und ich musste mit einigen leitenden Angestellten des Unternehmens zum Mittag-

essen gehen – und sie war verschwunden. Meine Stimmung war plötzlich auf einem Tiefpunkt, so dass ich gegenüber meinen Gastgebern fast schon unhöflich wurde.
Als ich am Nachmittag zurückflog, war ich völlig niedergeschlagen. Ich suchte nach einer Möglichkeit, um eine Liste all der Leute zu bekommen, die bei dem Vortrag gewesen waren, damit ich Kontakt zu der Frau mit dem blauen Pullover aufnehmen konnte. Ich war vereinnahmt von ihrer Präsenz, mein Herz sehnte sich nach ihr.
An diesem Abend musste ich mich zwingen, meine Anziehungsmeditation durchzuführen. Ich war fast wütend auf den ganzen Prozess, weil er mich in greifbare Nähe meiner wahren Liebe gebracht hatte, die mir sogleich wieder abhanden gekommen war. Zehn Minuten lang konzentrierte ich mich auf meine Atmung, mein Herz, meinen ganzen Körper. Nichts. Ich fühlte gar nichts, nur diese Sehnsucht. An irgendeinem Punkt war ich so geladen, dass ich aufstand, zum offenen Fenster ging und so laut ich konnte über die Felder in die Ferne schrie.
Dann beruhigte ich mich und kehrte zur Meditation zurück. Noch bevor ich meinen Geist durch den grundlegenden Anziehungsprozess führen konnte, war sie plötzlich da. Ich konnte ihr Gesicht sehen, spürte ihr Lächeln und verschmolz fast mit den Gefühlen in meinem Herzen – ich will dich!
Als das Telefon klingelte, wurde ich jäh aus der Meditation gerissen. Die Seifenblase war zerplatzt. Ich hatte sie erneut verloren. Ich war etwas aggressiv, als ich zum Telefon ging.
»Hallo, was gibt's denn?«, fragte ich ungeduldig.
»Oh«, sagte eine Frauenstimme, »ist etwas nicht in Ordnung?«
»Ich weiß es nicht, wer ist denn da?«
Sie war einen Moment lang still. »Was glauben Sie, wer ich bin?«
Eine Sekunde lang wünschte ich mir sehnsüchtig, dass es die Frau mit dem blauen Pullover war, und ich platzte heraus: »Äh, blauer Pullover?«
Wieder war sie lange ruhig. Dann sagte sie: »Ich musste Sie einfach anrufen, ich hoffe, es ist Ihnen recht.«
»Sind Sie es wirklich?«, fragte ich.
»Ja, ich bin es.«
»Gott sei Dank«, stieß ich hervor, »ich dachte schon, ich hätte Sie verloren.«

Die Kraft der Anziehung

Wie bereits erwähnt, sendet das Herz ein großes elektromagnetisches Feld aus. Intensive Gefühle der Sehnsucht sind ganz reale energetische Ausstrahlungen, die über den eigenen Körper hinausgehen und andere Herzen und Seelen berühren. Die gleichen Sehnsüchte, die Ihr Herz vor Einsamkeit zergehen lassen, liefern, wenn sie richtig gesteuert werden, eine positive Energie, mit der Sie Ihren neuen Partner anziehen können. Mit diesem Prozess werden wir uns nun genauer befassen, so dass Sie lernen, Ihre Liebessehnsüchte in eine wunderbare strahlende Kraft zu verwandeln.

Energiezentren der Liebe

Um zu verstehen, wie der Körper energetisch funktioniert, müssen wir bewusst den Begriff der Herzenssehnsucht erweitern. Die Liebe hat ihr Zentrum in Ihrem Herzen, in Ihrer Brust, das wissen Sie zweifellos. Die Sehnsucht nach Liebe ist eine Funktion des Herzens. Aber diese Liebe würde es nicht geben, wenn die Sehnsucht nicht auch eine Funktion des Sexualzentrums Ihres Körpers wäre, das sich tiefer unten, in Ihren Genitalien befindet. Und zwischen Herz und Genitalien liegt ein drittes wichtiges Zentrum des Energiesystems des Körpers – Ihr Kraftzentrum tief in Ihrem Bauch.

Wenn Sie sich nach einer erfüllenden Partnerschaft sehnen, arbeiten alle drei Energiezentren zusammen; jedes steuert einen wichtigen Teil zur Sehnsucht und zum Verlangen bei. Darüber hinaus gibt es ein viertes Energiezentrum im Körper, in dem ebenfalls Gefühle des Verlangens entstehen: Hals und Mund. In diesem Kapitel möchte ich Ihnen zeigen, wie Sie die Gefühle jedes dieser Energiezentren in einem ganzkörperlichen Kraftwerk zusammenführen und nach Belieben steuern.

Bei den meisten Menschen, denen es schwer fällt, den richtigen Partner zu finden, ist eines der vier Energiezentren blockiert oder aber überaktiv. Wie wir alle wissen, ist es problematisch, eine dauerhafte Beziehung mit jemandem aufzubauen, der beispielsweise zu sehr auf Sex fixiert ist, dessen Herzzentrum aber blockiert ist. Ebenso schwierig ist dies, wenn das Herz sich sehnlichst nach Liebe sehnt, man sich seine sexuelle Leidenschaft aber versagt. Und wenn das Kraftzentrum im Bauch aus irgendeinem Grund nicht genügend aktiviert ist, hat man einfach nicht genug Elan, loszuziehen und sich aktiv auf eine neue Beziehung einzulassen. Zudem ist bei vielen Menschen das Stimmzentrum blockiert, so dass sie ihre Gefühle nicht ausdrücken können und die stimmliche Dimension, die so wichtig in der Liebe ist, nicht zum Einsatz bringen.

Über die Energiezentren des Körpers sind viele Bücher geschrieben worden. An dieser Stelle möchte ich mich aber nicht genauer damit befassen, sondern direkt zu Ihrer eigenen Erfahrung kommen sowie die grundlegende Methode zur Aktivierung Ihres ganzkörperlichen Herzpotenzials vorstellen. Ich werde Sie nun durch den Prozess führen, sich auf Ihr Herz einzuschwingen, und dann werden wir die anderen ganzkörperlichen Herzdimensionen miteinschließen:

Richten Sie, während Sie diese Worte lesen, Ihre Aufmerksamkeit auf das Gefühl der Luft, die durch Ihre Nase ein- und ausströmt ... dehnen Sie Ihr Bewusstsein etwas weiter aus, um auch die Bewegungen in Brust und Bauch wahrzunehmen, während Sie atmen ... und dehnen Sie Ihr Bewusstsein nun noch weiter aus, um auch die Gefühle wahrzunehmen, die Sie in diesem Moment in Ihrem Herzen vorfinden, egal, wie diese auch aussehen mögen ... atmen Sie in diese Gefühle hinein ... akzeptieren Sie sie ... erlauben Sie ihnen, sich mit jedem neuen Atemzug zu verändern, während Sie Ihre Gefühle im Herzen annehmen ... und lassen Sie dann heilende Liebe in Ihr Herz strömen ...

Halten Sie inne ... atmen Sie ... denken Sie nach ... erleben Sie

Sobald Sie diesen grundlegenden Herzenskontakt hergestellt haben, wollen wir beobachten, was geschieht, wenn Sie sich auf bestimmte Herzenssehnsüchte einschwingen. Sie kennen dieses Gefühl sehr gut. Es hat Sie dazu veranlasst, dieses Buch in die Hand zu nehmen. Sie sehnen sich nach einer Begegnung und einer Verbindung mit Ihrem neuen Partner. Wir wollen unsere Aufmerksamkeit nun direkt auf diese Sehnsucht richten:

Während Ihre Atemzüge kommen und gehen, lassen Sie zu, dass Sie sich auf die Sehnsucht einschwingen, jemandem zu begegnen, der Sie wirklich anspricht, der sich stark zu Ihnen hingezogen fühlt und der Ihren Traum von einer erfüllten Sexualität Wirklichkeit werden lässt ... lassen Sie diese fast schmerzliche Sehnsucht mit jedem neuen Atemzug stärker in Ihr Herz eindringen ... geben Sie sich dem starken Verlangen hin, mit Ihrem neuen Partner zusammenzukommen ...

Halten Sie inne ... atmen Sie ... denken Sie nach ... erleben Sie

Und nun wollen wir erkunden, welche Energie in Ihren Genitalien vorherrscht, wenn Sie sich auf Ihre Sehnsucht und Ihr Verlangen konzentrieren. In der Tat gehe ich hier sehr offen mit der sexuellen Energie um. Schließlich ist es eine natürliche, gesunde und wundervolle Dimension des Menschen, und im sicheren Rahmen dieses mentalen Trainings können Sie frei erkunden, wie Sie die sexuelle Energie für Ihr Liebesansinnen nutzen können.

Während Sie diese Worte lesen, dehnen Sie die Aufmerksamkeit Ihres Geistes nicht nur auf die Wahrnehmung Ihres Atems und der Gefühle in Ihrem Herzen aus, sondern auch auf die Gefühle in Ihrem Genitalbereich. Fühlen Sie sich dort lebendig oder sind Ihr Herz und Ihre Genitalien nicht so richtig miteinander verbunden? Lassen Sie es uns herausfinden und damit beginnen, die Herzenssehnsüchte und die sexuelle Leidenschaft zusammenzuführen. Erwarten Sie nicht das Übliche, wenn Sie sich auf Ihre Genitalien konzentrieren. Seien Sie bitte offen für eine neue Erfahrung – denn eine sexuelle Beziehung entsteht durch das Neue, durch die Bereitschaft, alte Erinnerungen und Erwartungen außer Acht zu lassen und neue einzigartige Gefühle und Kräfte zu entdecken, die in diesem gegenwärtigen Moment zu Ihnen kommen:

Schwingen Sie sich auf Ihren Atem ein, der ohne jegliche Anstrengung kommt und geht … dehnen Sie Ihre Aufmerksamkeit auf die Gefühle der Leidenschaft und des Verlangens in Ihrem Herzen aus, in diesem Moment … und erweitern Sie Ihr Bewusstsein abermals, um auch Ihre sexuelle Präsenz im Genitalbereich wahrzunehmen … und während Sie Ihre Aufmerksamkeit weiterhin auf Ihr Verlangen nach sexueller Erfüllung richten, spüren Sie dieses Verlangen auch dort unten in den Genitalien … gestehen Sie sich ein, dass Sie ein sexuelles Wesen sind und dort starke Gefühle haben, die sich nach Erfüllung mit einem Partner sehnen …

Halten Sie inne … atmen Sie … denken Sie nach … erleben Sie

Die romantischen Gefühle Ihres Herzens sind nun auf wunderschöne Weise mit dem wilderen Verlangen der Genitalien verbunden, so dass wir den nächsten Schritt machen können, um auch das Kraftzentrum des Körpers mit einzubeziehen. Eines der schlimmsten Gefühle im menschlichen Körper tritt dann auf, wenn Herz und Genitalien ihre Sehnsucht spüren, aber keine Kraft vorhanden ist, deren Erfüllung herbeizuführen. Daher ist es so wichtig, das Kraftzentrum im Bauch zu überprüfen. Dort entsteht der Impuls, alte Gewohnheiten sowie die eigene Trägheit zu überwinden, um die Dinge umzusetzen, die Sie sich so stark ersehnen.

Schwingen Sie sich wieder auf Ihre Atmung ein … und dehnen Sie Ihre Aufmerksamkeit auf Ihre Herzensgefühle aus, die sich nach Verbundenheit mit einem anderen Menschen sehnen … und nun erweitern Sie Ihr Bewusstsein, um auch Ihre Genitalien wahrzunehmen, wo die Sehnsüchte Ihres Herzens angesichts der Erwartung sexueller Leidenschaft feurig werden … und während Herz und Genitalien sich nach Erlösung und Erfüllung sehnen, dehnen Sie Ihre Aufmerksamkeit aus, um auch Ihr Kraftzentrum im Bauch wahrzunehmen, das sich durch die Sehnsüchte des Herzens und das Verlangen der Genitalien mit Energie füllt, um zu handeln … spüren Sie einen wachsenden Druck im Bauch, aus der Depression und Hoffnungslosigkeit auszubrechen, sich körperlich in Bewegung zu setzen und die Richtung des bereits wartenden zukünftigen Partners einzuschlagen ... atmen Sie in diese wachsende Kraft hinein ... genießen Sie die Entdeckung der zunehmenden Energie, die Sie an Ihr Ziel bringen wird ...

Halten Sie inne ... atmen Sie ... denken Sie nach ... erleben Sie

Nun haben Sie ein Gefühl dafür, wie Sie verschiedene Energien im Körper bewusst zusammenbringen können – Herz, Genitalien und Kraftzentrum. Wichtig ist zudem, das Hals-, Mund- und Lippenzentrum mit einzubeziehen, da wir einen großen Teil unseres Verlangens dort spüren und zum Ausdruck bringen.

Studien aus den 1970er- und 1980er-Jahren haben gezeigt, dass ein großer Teil der sexuellen Reaktion gehemmt wird, wenn man die Kiefermuskeln anspannt und die Zähne zusammenbeißt. Wenn wir unseren Beißreflex hemmen, blockieren wir unsere Kraft unmittelbar, insofern hängt der Beißreflex indirekt auch mit der Sexualität zusammen. Viele Menschen, die aus irgendeinem Grund Angst vor der Freisetzung ihrer eigenen Kraft haben, beißen unbewusst ihre Zähne zusammen und spannen die Kiefermuskeln an. Dies ist ein fortwährender Schutz gegen den Ausdruck ihrer eigenen Kraft. Diese Angewohnheit kann man überwinden, indem man seine Bauchkraft befreit – das ist die Voraussetzung dafür, im Leben zu bekommen, was man möchte. Zudem ist der verbale Ausdruck gehemmt, wenn Hals und Mund wie zugeschnürt sind. Sex hat natürlich sehr viel mit oraler Intimität zu tun. Einen Orgasmus erreicht man, wenn die Kiefermuskeln entspannt und der Mund geöffnet sind – es ist tatsächlich so einfach.

Die nächsten Tage und Wochen sollten Sie sich regelmäßig auf Ihr orales Kraftzentrum konzentrieren. Die folgende Übung dient dazu, Sie auf eine Herzensbegegnung und erotisches Vergnügen vorzubereiten.

Schwingen Sie sich wieder auf Ihre Atmung ein ... lassen Sie Ihren Atem ein paar Atemzüge lang frei kommen und gehen ... dehnen Sie Ihre Aufmerksamkeit auf die Gefühle in Ihrem Herzen aus ... öffnen Sie sich für alle Sehnsüchte und die Leidenschaft, die Ihr Herz erfüllen ... schwingen Sie sich nun auch auf Ihre Genitalien ein ... spüren Sie die stärker werdende Kraft ... schwingen Sie sich auf Ihr Kraftzentrum in Ihrem Bauch ein ... spüren Sie die zunehmende Energie, aktiv zu werden, um Ihre Sehnsüchte zu erfüllen ...

Und nun dehnen Sie Ihre Aufmerksamkeit aus, um auch Ihre Zunge wahrzunehmen ... Ihren Hals ... Ihre Kiefermuskeln ... und Ihre Lippen ... öffnen Sie Ihren Mund, atmen Sie frei durch den Mund und beobachten Sie, wie sich das anfühlt ...beißen Sie ein paar Mal die Zähne aufeinander, um den Beißreflex in Aktion zu spüren ...

Und während Sie ausatmen, geben Sie nun ein paar knurrende Laute von sich ... lächeln und knurren Sie gleichzeitig mit weit geöffnetem Mund, so als ob Sie jemanden beißen wollten! ... und nun sagen Sie laut: »Ich sehne mich nach Liebe! ... Ich sehne mich nach Liebe! ... Ich sehne mich – nach Liebe!« ...

Entspannen Sie sich nun einfach ... achten Sie auf das Gefühl in Ihrem Herzen ... in Ihren Genitalien ... in Ihrem Kraftzentrum ... in Hals und Mund ... und seien Sie offen für ein neues Gefühl geballter Kraft in Ihrem Körper ...

Halten Sie inne ... atmen Sie ... denken Sie nach ... erleben Sie

Die Bereitschaft für eine erotische Beziehung

Wir werden alle als sexuelle Wesen geboren. Diese Tatsache sollten wir uns nicht nur eingestehen, wir sollten dem Himmel dankbar für unsere sexuelle Natur sein. Trotz all der religiösen und kulturellen Hemmungen, von denen viele Menschen geprägt wurden, finden die meisten irgendeinen Weg, um ihren sexuellen Appetit regelmäßig zum Ausdruck zu bringen.

Wir wollen nun Ihre sexuelle Bereitschaft für eine erfüllte erotische Beziehung ermitteln. Zwar ist guter Sex in einer engen Beziehung nicht alles, aber er ist ein wichtiger Bestandteil.

Ehemalige Partner: Was erkennen Sie, wenn Sie sich an all Ihre bisherigen Partner in Ihrem Leben zurückerinnern? Hat einer dieser Partner Sie völlig befriedigt? Konnten Sie loslassen und sich ganz der Leidenschaft und dem Orgasmus hingeben? Oder hatten Sie Probleme damit, sexuell ungehemmt und wild zu sein? Fanden Ihre Partner mit Ihnen Erfüllung? Nehmen Sie sich etwas Zeit, um zurückzublicken, sich zu erinnern … und seien Sie offen für neue Erkenntnisse über sich selbst als Geliebte/r.

Selbstbefriedigung: Die meisten von uns masturbieren, wenn sie keinen regelmäßigen Sex mit einem Partner haben. Die meisten Menschen masturbieren sogar, wenn sie einen guten Sexpartner haben. Und offensichtlich haben alle Menschen von Zeit zu Zeit sexuelle Träume, besonders dann, wenn sie keinen regelmäßigen Sex haben. Der sexuelle Druck baut sich bei Männern und Frauen auf und drängt darauf, freigesetzt zu werden. Leider wurde die Masturbation in den meisten Gesellschaften verurteilt. Wie ist es bei Ihnen? Fühlen Sie sich schuldig, wenn Sie masturbieren? Sind Sie sich in sexueller Hinsicht der beste Freund und genießen es, sich selbst zu befriedigen? Nehmen Sie sich etwas Zeit, um über Ihre Gewohnheiten und Vorlieben bei der Selbstbefriedigung nachzudenken.

Erogene Zonen: Wir alle haben besondere Vorlieben, wie wir sexuell erregt werden wollen. Wie ist es bei Ihnen? Gestehen Sie sich Ihre bevorzugten Lustzonen ein, so dass Sie Ihrem Partner sagen können, was Sie sich wünschen? Haben Sie das Gefühl, Ihre eigenen sexuellen Vorlieben voll und ganz erkundet zu haben und Ihre erogenen Zonen gut zu kennen? Oder lernen Sie immer noch Neues über sich selbst dazu? Gibt es nur ein paar Bereiche und Dinge, die Sie sexuell erregen, oder ist Ihr ganzer Körper eine erogene Zone, so dass Sie es genießen, wenn Ihre Haut überall berührt und gestreichelt wird? Halten Sie kurz inne und erinnern Sie sich an Erlebnisse, bei denen eine Ihrer erogenen Zonen zwischen Kopf und Fuß außer sich vor Lust war… und sagen Sie offen zu sich selbst: »Ja, ich mag das und das und das… und ich möchte diese Lust mit jemandem zusammen erleben!«

Sexuelle Vorlieben: Manchen Menschen gefällt ein sanftes und ruhiges Liebesspiel, andere mögen es laut und wild. Was für ein Typ sind Sie und auf welche Weise möchten Sie sich sexuell ausdrücken? Das ist eine wichtige Frage, denn wenn Sie sich darüber im Klaren sind, wie die Liebe aussehen soll, nach der Sie sich sehnen, hilft Ihnen das dabei, einen Partner mit ähnlicher Ausrichtung anzuziehen. Mir ist es egal, ob Sie homo- oder heterosexuell, wild oder ruhig, dieses oder jenes sind. Mir ist lediglich wichtig, dass Sie Ihre eigenen Wünsche und sexuellen Begierden annehmen und bereit dafür sind, mit jemandem zusammen zu sein, dem gefällt, was Ihnen gefällt, und der tun möchte, was Sie tun möchten. Wenn Sie sich darüber klar werden, wird sich das Leben auf wunderbare Weise entwickeln. Halten Sie also inne und denken Sie darüber nach, was Ihnen gefällt, was Sie wollen und mit wem Sie zusammen sein möchten, um all das zu tun…

Positive Anziehungsenergie

Um aktiv den richtigen Menschen anzuziehen, brauchen Sie eine klare, starke und anhaltende Anziehungsenergie. Wir wollen uns nun darüber klar werden, welche Gefühle in Ihren verschiedenen Energiezentren eine positive Anziehungsenergie erzeugen und welche Gefühle diese Kraft reduzieren. Sobald Sie die Kraft in Ihren vier Energiezentren bewusst steuern, vergrößert sich Ihr Potenzial, einen Partner anzuziehen, beträchtlich.

Wir wollen nun eine Liste von Gefühlen durchgehen, die Ihren Partner anziehen beziehungsweise ihn eher fern halten. Es ist wichtig, dass Sie sich diese Liste in der nächsten Zeit vor Augen führen, damit Sie bei der Anziehungsmeditation wissen, auf welche Gefühle Sie sich konzentrieren müssen:

Gefühle, die anziehen	**Gefühle, die abweisen**
mitfühlend	gefühlskalt
freudig	deprimiert
liebevoll	feindselig
neugierig	gelangweilt
sinnlich	gereizt
heiter	abgestumpft
energievoll	lethargisch
optimistisch	pessimistisch
wachsam	geistesabwesend
verspielt	unleidlich
glücklich	traurig
annehmend	wertend
mutig	ängstlich
freundlich	unfreundlich

Es ist eine bemerkenswerte psychologische Tatsache, dass wir bestimmte Gefühle sofort erleben, wenn wir nur das jeweilige Wort dafür aussprechen und uns für das Gefühl öffnen. So können wir beispielsweise die Freude in unserem Herzen nähren, indem wir einfach das Wort »Freude« vor unser geistiges Auge und in unser Herz bringen, während wir atmen. Die Freude beginnt in uns zu wachsen, wenn wir uns nur darauf konzentrieren. Solche Kräfte besitzen wir!

Die meisten von uns neigen allerdings dazu, genau das Gegenteil zu tun. Wir fixieren uns auf negative Gefühle und Gedanken und verharren in ärgerlichen Erinnerungen und Vorstellungen. Obwohl wir selbst die Wahl haben, uns gut oder schlecht zu fühlen, je nachdem auf welche Gefühle wir uns konzentrieren, entscheiden wir uns häufig für das Negative.

Ich möchte Ihnen eine Methode vorstellen, mit der Sie Ihre Herzensgefühle bewusst vom Negativen ins Positive umwandeln können. Dieser direkte Weg, positive Gefühle in Ihrem Herzen zu erwecken, hilft Ihnen dabei, jemanden anzuziehen, der ebenfalls eine positive Lebenseinstellung hat.

Während Sie sich in diesem Moment auf Ihre Atmung einschwingen … und auf die Gefühle in Ihrem Herzen … sprechen Sie das Wort »liebevoll« aus und beginnen, in Ihrem Herzen ein liebevolles Gefühl zu spüren … sagen Sie: »Ich fühle Liebe in meinem Herzen«, und öffnen Sie sich für die einströmende Liebe … sagen Sie: »Ich fühle Freude in meinem Herzen«, und lassen Sie dieses Gefühl mehr und mehr Raum einnehmen … sagen Sie zu sich: »Ich fühle mich sinnlich in meinem Körper«, und lassen Sie zu, dass angenehme Gefühle sich ausbreiten … sagen Sie: »Ich bin bereit zu lieben«, und strahlen Sie dieses Gefühl in Ihre Umgebung aus …

Halten Sie inne … atmen Sie … denken Sie nach … erleben Sie

Die Anziehungsenergie steigern

Sie selbst entscheiden, mit welcher Kraft Sie Ihr Energiesystem aufladen – ob mit einer negativen Gefühlskraft, die einen Partner abschreckt, oder mit positiven Gefühlen, die einen Partner anziehen. Sie sollten sich in der nächsten Zeit vorwiegend auf den Abschnitt konzentrieren, den Sie gerade gelesen haben, um Herz und Geist in Richtungen zu lenken, die Sie attraktiv werden lassen.

Nun kommen wir zu der ebenso essenziellen Frage, ob Ihre Anziehungsenergie stark oder schwach ist. Wenn Sie zuversichtlich sind, dass Ihr Partner quasi schon an der nächsten Ecke auf Sie wartet, haben Sie wahrscheinlich sehr starke positive Gefühle in Ihrem Herzen und anderen Energiezentren Ihres Körpers. Wenn Sie dagegen hoffnungslos geworden und deprimiert sind, dann ist Ihre Anziehungsenergie wahrscheinlich sehr schwach. Haben Sie aber den Punkt erreicht, an dem Sie emotional nicht mehr bedürftig sind und sich selbst der beste Freund geworden sind, dann hat Ihre Anziehungsenergie wahrscheinlich ihren Höhepunkt erreicht. Wir wollen uns diese Variablen nun genauer ansehen und herausfinden, wie Sie Ihre Anziehungsenergie bewusst steigern können.

Wenn es Ihnen bestimmt ist, Ihren Partner zu treffen, dann befinden Sie sich bereits auf einem wunderbaren Kollisionskurs. Daher können Sie sich schon jetzt auf diesen Menschen einschwingen und sich für ihn entflammen – Tage, Wochen oder Jahre vor der eigentlichen Begegnung.

Und sobald Sie das Gefühl haben, dass es da jemanden gibt, dem Sie begegnen und in den Sie sich verlieben werden, sind Sie bereit, Ihre Anziehungsenergie zu erhöhen und sich auf diesen Menschen auszurichten. Und wie erhöhen Sie Ihre Anziehungsenergie? Wir werden in diesem Kapitel damit beginnen, die Frage zu beantworten, und ihre verschiedenen Aspekte in den nächsten Kapiteln genauer beleuchten.

Die Energie im Körper, die darauf ausgerichtet ist, zur sexuellen Erfüllung zu gelangen, drückt sich durch Gefühle aus, die als Verlangen, Leidenschaft, Lust oder Sehnsucht bezeichnet werden. Immer wenn Sie ein solches Gefühl verspüren, stimulieren Sie eine Urenergie, die auf Erfüllung drängt, und zwar durch sexuelle Vereinigung, Zweisamkeit, die Entwicklung einer dauerhaften Beziehung sowie die Gründung einer Familie.

Wenn Sie das Tal der Verzweiflung wieder verlassen haben, in das Sie aufgrund einer gescheiterten früheren Beziehung geraten sind, und sich wieder gut fühlen, verspüren Sie automatisch ein wieder erwachtes Gefühl der Lust und Leidenschaft, der Sehnsucht und des Verlangens. Und an diesem Punkt sollten Sie Ihre Anziehungskraft steigern, indem Sie diese Gefühle in Ihrem Leben willkommen heißen. Sie sind bereit, Ihre Anziehungsenergie zu erhöhen, da Sie, wie wir im nächsten Kapitel sehen werden, bereit sind, sie in die Welt hinauszusenden, damit sie das Herz des Menschen berührt, der im Moment mit großer Wahrscheinlichkeit durch den gleichen Prozess geht.

Studien über die Partnerwahl zeigen, dass Menschen dazu neigen, eine Verbindung mit jemandem einzugehen, der sich im gleichen Liebesstadium befindet. Das bedeutet, dass der Mensch, dem Sie irgendwann begegnen werden, sich in diesem Moment emotional genauso vorbereitet wie Sie. Wenn Sie zusammenkommen, werden Sie daher bereits eine tiefe emotionale Synchronizität erleben und ein ähnliches Stadium persönlichen Wachstums erreicht haben. Wann Sie sich genau begegnen werden, wissen Sie natürlich nicht. Aber Sie haben die Möglichkeit, die Entdeckung Ihres Partners zu beschleunigen, indem Sie sich jeden Tag darauf vorbereiten und sich auf dem Weg der Herzensbegegnung weiterentwickeln.

Ich möchte Sie daher ab jetzt dazu auffordern, die Gefühle, die vielleicht schmerzliche Empfindungen und Sehnsüchte in Ihnen ausgelöst haben, willkommen zu heißen. Lassen Sie starke Gefühle der Sehnsucht und des Verlangens zu. Im nächsten Kapitel werde ich Ihnen zeigen, wie Sie diese Kraft steuern können, um den Herzenskontakt mit Ihrem Partner herzustellen, und zwar nicht später, sondern sofort!

Zum Abschluss dieses Kapitels führe ich Sie durch einen grundlegenden Sehnsuchts- und Anziehungsprozess, der den Zufluss der Energie fördert, die Ihr Anziehungspotenzial mobilisiert. Es ist eine Fortführung der Meditation, die wir weiter oben durchgeführt haben. Ein Prozess baut auf dem anderen auf, damit die Lernschritte für Sie leicht zu absolvieren sind:

Schwingen Sie sich auf Ihre Atmung ein ... lassen Sie den Atem ein paar Atemzüge lang frei kommen und gehen ... dehnen Sie Ihre Aufmerksamkeit nun auch auf die Gefühle in Ihrem Herzen aus ... öffnen Sie sich für alle Sehnsüchte, die Ihr Herz erfüllen ... schwingen Sie sich nun auch auf Ihre Genitalien ein ... spüren Sie die stärker werdende Kraft des sexuellen Verlangens und der Leidenschaft ... schwingen Sie sich nun auch auf Ihr Kraftzentrum im Bauch ein ... spüren Sie die zunehmende Energie, bald aktiv zu werden, um die Sehnsüchte Ihres Herzens zu erfüllen ...

Dehnen Sie nun Ihre Aufmerksamkeit aus, um auch Ihre Zunge wahrzunehmen ... Ihren Hals ... Ihre Kiefermuskeln ... und Ihre Lippen ... öffnen Sie Ihren Mund, atmen Sie frei durch den Mund

und beobachten Sie, wie sich das anfühlt ... beißen Sie ein paar Mal die Zähne aufeinander, um den Beißreflex in Aktion zu spüren ... während Sie ausatmen, knurren Sie ein paar Mal ... lächeln und knurren Sie gleichzeitig mit weit geöffnetem Mund, so als ob Sie jemanden beißen wollten! ... und nun sagen Sie laut: »Ich sehne mich nach Liebe! ... Ich sehne mich nach Liebe! ... Ich sehne mich – nach Liebe!« ...

Entspannen Sie sich jetzt einfach und atmen Sie frei ... beobachten Sie, wie Sie sich im Herzen fühlen ... in Ihren Genitalien ... in Ihrem Kraftzentrum... in Hals und Mund ... und sagen Sie zu sich: »Es gefällt mir, mich nach Liebe zu sehnen« ... und mit jeder neuen Einatmung atmen Sie eine stärkere Energie ein ... und bei jeder Ausatmung spüren Sie Ihre innere Kraft und genießen sie ... atmen Sie ein und lassen Sie noch mehr Anziehungskraft einströmen ... atmen Sie aus und bringen Sie gegenüber der Welt Ihre Sehnsucht zum Ausdruck ... seien Sie offen für ein neues Gefühl der Kraft und der Lust – sowie der Vorfreude – in Ihrem ganzen Körper ...

Halten Sie inne ... atmen Sie ... denken Sie nach ... erleben Sie

Herzensbegegnung – Fünf

Danielle arbeitete schon seit Monaten mit dem mentalen Training und konzentrierte sich darauf, nach einer gescheiterten Ehe wieder auf die Beine zu kommen. Sie hatte ihr Leben ganz ihrem Mann gewidmet, um plötzlich wegen einer anderen Frau von ihm verlassen zu werden, einer Frau, die ihre sexuellen Reize anscheinend offensiver als sie selbst einsetzte. Danielle kam aus einer sehr konservativen religiösen Familie und war in sexuellen Dingen eher vorsichtig und unerfahren. Ihre Freunde versicherten ihr, dass die neue Freundin ihres Mannes sehr oberflächlich war. Trotzdem war Danielle zutiefst verletzt und sie brauchte lange, um sich davon zu erholen.

Als sie begann, sich für eine neue Liebesbeziehung zu öffnen, achtete sie darauf, sich selbst die beste Freundin zu werden, anstatt ihr emotionales Wohlergehen wieder ganz von einem Mann abhängig zu machen. Während einer Meditation erkannte sie etwas, das für sie sehr wichtig war. Sie entdeckte eine spirituelle Lebensqualität, die sie bereits früher erahnt, aber nie tatsächlich erlebt hatte.

Je mehr sie ihr Herz für die spirituelle Liebe und Führung öffnete, desto unabhängiger fühlte sie sich. Sie war emotional nicht mehr bedürftig. Hatte sie sich früher abends einsam gefühlt, wenn sie allein in ihrer Wohnung gewesen war, spürte sie nun das weiche, warme Gefühl, sich selbst die beste Freundin zu sein. Und wenn sie meditierte und eine Verbindung zu ihrem tieferen spirituellen Selbst aufnahm, empfand sie ein starkes inneres Glücksgefühl. Sie hatte das Gefühl, es könnte für immer so weitergehen, aber dann …

Als ich meinen Sohn eines Morgens vor der Arbeit in die Vorschule brachte, sah ich einen Mann, der seinen Sohn zur gleichen Zeit ablieferte. Ich hatte den Mann vorher noch nie gesehen. Er sah gut aus, aber als er meinem Blick begegnete, schien er sich überhaupt nicht für mich zu interessieren. In den nächsten Wochen begegneten wir uns noch ein paar Mal flüchtig bei der Vorschule und einmal im Supermarkt. Ich verspürte eine plötzliche innere Erregung, wenn ich ihn sah, aber abgesehen davon, dass er mich höflich grüßte, ignorierte er mich weiterhin. Ich fand heraus, dass er wie ich geschieden war – aber sonst passierte nichts.

Während meiner Meditationen begann ich, mich jedes Mal auf seine Präsenz einzuschwingen, wenn ich meinen Geist beruhigte und in mein Herz hineinsah. Dort fand ich Jacob! Ich sah sein Gesicht nicht nur während der Meditationen. Immer stärker spürte ich sein Herz und ich merkte, dass ich eine Verbindung zu ihm hatte. Das Gefühl der Liebe, das während der Meditationen zwischen unseren Herzen strömte, wurde immer stärker. Ich hatte immer öfter sexuelle Fantasien mit ihm und entwickelte eine Leidenschaft, die mir bis dahin unbekannt war.

Wenn ich meinen Sohn am Morgen mit klopfendem Herzen zur Vorschule brachte, zitterte mein Körper fast vor Vorfreude. Ich war überzeugt davon, dass Jacob die Intensität meiner sexuellen Fantasien am Vorabend gespürt haben musste. Aber er kam einfach hereinspaziert und sagte freundlich Hallo, ohne dass etwas Tieferes erkennbar war.

Also unternahm ich in meinen Meditationen einen noch deutlicheren Versuch, um ihn zu erreichen. In meinem Herzen wusste ich, dass wir bereits auf irgendeine Art und Weise zusammen waren. Ich führte meine Meditation durch, bis ich Jacobs Präsenz deutlich in meinem Herzen spürte. Dann sagte ich zu ihm, als wäre er anwesend: »Ich kann warten. Ich möchte dich nicht drängen, aber ich kann meine Gefühle dir gegenüber nicht bremsen.« Jeden Abend saß ich einfach voller Liebe für ihn da. Diese Form des Zusammenseins auf einer spirituellen Ebene war sehr erfüllend. Und es war zu diesem Zeitpunkt sehr wichtig für mich, dass ich mich sexuell neu entdecken konnte ...

Dann kam Ostern. Die Vorschule inszenierte ein kleines Theaterstück, und danach standen wir noch in kleinen Gruppen beisammen und unterhielten uns. Obwohl ich normalerweise etwas schüchtern bin, ging ich direkt auf Jacob zu, der, wie ich feststellte, genauso schüchtern war. Unsere Söhne spielten miteinander, und wir standen kurz beisammen und sahen ihnen beim Spielen zu. Ohne darüber nachzudenken, platzte ich heraus:

»Wir gehen morgen zum Wandern, hätten Sie beide vielleicht Lust mitzukommen?«

Er sah mich an, als hätte ich etwas Falsches gesagt, und runzelte die Stirn. »Hm, ich weiß nicht so genau«, sagte er.

»Jacob, kann es sein, dass Sie mich nicht mögen? Wenn das der Fall sein sollte, lasse ich Sie einfach in Ruhe.«

Er starrte mich an. »Ich habe nicht gesagt, dass ich Sie nicht mag.«

»Nein, aber Sie verhalten sich so.«

»Das stimmt nicht.«

»Also gut, ich wollte Sie nur fragen, ob Sie Lust hätten, morgen etwas Zeit mit uns zu verbringen. Sagen Sie einfach Ja oder Nein.«

Er sah mich an und seine Augen schienen plötzlich feucht zu sein. »Hm«, sagte er zögernd, »ich bin mir nicht sicher. Kann ich Sie anrufen?«

»Natürlich, rufen Sie mich an«, sagte ich, nahm meinen Sohn an die Hand und verließ den Raum mit glühenden Ohren, da das Ganze mir schrecklich peinlich war. Und natürlich saß ich am Abend da wie ein hoffnungslos verliebter Teenager. Hatte mein Herz sich so getäuscht? Funktionierte die Anziehungsmeditation am Ende überhaupt nicht? Zum ersten Mal in meinem Leben war ich Feuer und Flamme für einen Mann. Ich war bereit, meine Leidenschaft mit ihm auszuleben, und dieser Blödmann rief nicht einmal an, um abzusagen.

Das Telefon klingelte. Mein Sohn ging hin und meldete sich. Dann gab er mir den Hörer. »Es ist Jacob.«

Jacob kam gleich auf den Punkt: »Ich war etwas geschockt von Ihrem Angebot in der Schule.«

»Geschockt – es war aber nichts Schockierendes. Es geht nur um einen Spaziergang im Wald.«

»Darum geht es nicht«, sagte er und zögerte.

»Worum geht es dann?«

»Es ist nur – nein, Mist. Ich muss es sagen.«

»Gut«, sagte ich und mein Herz raste, »dann sagen Sie es.«

»Seit Wochen versuche ich, mir ein Herz zu fassen und Sie zu fragen, ob Sie mit mir ausgehen würden. Es ist mir so peinlich, dass Sie mir zuvorgekommen sind.«

Ich schwieg einen Moment. »Nun«, sagte ich, immer noch in einer Defensivhaltung, »Sie haben nie ein offensichtliches Interesse an mir gezeigt. Sie waren kalt wie ein Stein.«

Wieder Schweigen. Mein Herz tobte. Ich atmete kaum. »Als ich Sie das erste Mal sah, haben Sie mich überwältigt«, sagte er. »Ihre Haare sind so wie die meiner Frau. Als ich Sie von hinten gesehen habe, dachte ich zunächst, sie wäre es. Und seitdem habe ich mir gesagt, nein, hör auf, verliebe dich nicht in sie, nur weil sie so aussieht wie deine Exfrau.«

Darauf konnte ich nichts erwidern beziehungsweise ich hätte hundert Dinge auf einmal sagen können und sagte stattdessen gar nichts. Eine Welle der Erleichterung ergriff mich und ich sagte zu ihm: »Ich bin sicher, dass ich Ihnen beweisen kann, dass ich nicht Ihre Exfrau bin.«

»Ja«, sagte er, »ja.«

Er ließ mich ihm nicht nur rasch beweisen, dass ich nicht seine Exfrau war, sondern wir heirateten innerhalb weniger Monate ...

Den Herzenskontakt zum Partner herstellen

Wenn Sie mithilfe der ersten vier Kapitel Ihr Herz und Ihre Seele auf einen neuen Partner vorbereitet haben, sind Sie nun bereit, den nächsten großen Schritt zu machen: Sie können die Präsenz Ihres Herzens aktiv ausstrahlen und aus der Entfernung einen Herzenskontakt zu Ihrem Partner herstellen. Dieser Prozess ist äußerst lohnend, da Sie sich nicht mehr allein und einsam fühlen werden, sondern spüren, dass Sie eine Verbindung mit jemandem »dort draußen« haben.

Seit Tausenden von Jahren erklären Menschen, dass sie aus der Entfernung mit ähnlich gesinnten Seelen kommunizieren können – manchmal sogar um die halbe Welt. Andere sprechen auf ähnliche Weise von ihrer religiösen Überzeugung, Jesus oder Buddha oder ein anderes erleuchtetes spirituelles Wesen in ihrem Herzen zu fühlen.

Mittlerweile gibt es wissenschaftliche Beweise dafür, dass unsere Intuition und die Gefühle unseres Herzens richtig waren. Die Kraft des menschlichen Geistes, sogar empfindliche Maschinen aus der Distanz zu steuern, wurde mittlerweile nachgewiesen. Auch die Kraft des Geistes, Bilder, Vorstellungen und elementare Gefühle in den Geist und das Herz eines anderen Menschen hineinzuprojizieren, wurde in Langzeituntersuchungen wie der bereits genannten Princeton-Studie (siehe S. 63f.) zweifelsfrei belegt.

Professor Jahn und seine Kollegen bewiesen, dass wir über eine geistige Kraft verfügen, deren Wirkungen mit Messgeräten über große Entfernungen hinweg gemessen werden können. Die Gedanken und die Intention eines Menschen werden mit einer sehr subtilen, aber wirksamen Kraft in die Welt hinausgesendet. Und wenn sie auf eine empfängliche Person gerichtet werden, können sie die Gedanken und Gefühle dieses Menschen beeinflussen. Das ist keine Einbildung, sondern eine wissenschaftlich nachgewiesene Tatsache. Jahn zufolge hat diese Entdeckung einen großen Einfluss auf unser Verständnis, wer wir sind und wie die Kommunikation zwischen zwei Herzen über Entfernungen hinweg abläuft. Darüber hinaus gibt sie Aufschluss darüber, wie es zur Liebe auf den ersten Blick kommt.

Wir wollen nun herausfinden, wie wir die Sendeleistung unseres Herzens und unseres Geistes so maximieren können, dass bestimmte Menschen sich darauf einschwingen und einen Herzenskontakt mit uns herstellen, der schließlich zu einer echten Begegnung in der Zukunft führen wird.

Die eigene Präsenz ausstrahlen und die des anderen wahrnehmen

Als die erste Princeton-Studie zeigte, dass der menschliche Geist die Arbeit eines sensiblen Computers aus ein paar Metern Entfernung beeinflussen kann, vergrößerte man die Distanz zwischen Computer und den Probanden zunehmend. Man erwartete, dass die Wirkung nachlassen würde. Aber zur großen Überraschung der Wissenschaftler blieb die Wirkung konstant, selbst als der Computer von Princeton nach Tokio gebracht wurde. Die Entfernung spielte also keine Rolle für die geistige Sendeleistung – unglaublich, aber wahr.

Diese Erkenntnis hat für Ihre Suche nach einem Partner eine dramatische Bedeutung. Wenn der Mensch, mit dem Sie in der Zukunft zusammenkommen werden, sich im Moment in einem anderen Land befindet, macht das überhaupt nichts. Sie können Ihre Präsenz trotzdem ausstrahlen und das Herz dieses Menschen erreichen. Als der Kontakt zu meiner späteren Partnerin zum ersten Mal entstand, war ich gerade in Berlin und sie war in der Schweiz. Dann folgte ich einem inneren Impuls und machte eine Reise in die Schweiz. Sie machte zu dem Zeitpunkt allerdings bereits Urlaub in Italien. Ich spürte, dass ich näher bei ihr war als zuvor. Und da ich sicher war, dass sie sich in meine Richtung bewegte, verlängerte ich meinen Aufenthalt in der Schweiz um drei Tage und wartete einfach. Sie dagegen zog es nach Hause, so dass sie ihren Urlaub in Italien vorzeitig abbrach. Und so begegneten wir uns schließlich …

Wir beide hatten einige Wochen vor unserer Begegnung das Gefühl gehabt, einen Raum miteinander zu teilen, und wir hatten die Präsenz des anderen aus der Entfernung wahrgenommen. Als wir uns dann plötzlich gegenüberstanden, war es so, als würden wir uns bereits kennen.

Das Geheimnis der Ausstrahlung

Natürlich fragten sich Professor Jahn und seine Kollegen Folgendes: Wenn der Geist die Kraft hat, Informationen und Intentionen über Entfernungen hinweg zu übertragen, funktioniert sie dann möglicherweise auch unabhängig von der Dimension der Zeit? Eine beeindruckende Vorstellung, aber schließlich hatten Mystiker seit Tausenden von Jahren davon berichtet, einen Herzenskontakt zu ihren spirituellen Lehrern zu haben, obwohl diese Lehrer die Erde bereits vor Jahrhunderten oder Jahrtausenden verlassen hatten.

Abermals waren die Untersuchungsergebnisse erstaunlich. Der Zeitfaktor zwischen dem Reiz und der Reaktion verminderte die geistige Fähigkeit der Probanden, den Computer zu beeinflussen, nicht. Die Wissenschaftler fanden heraus, dass die Ausstrahlung des menschlichen Geistes und der Energie des Körpers aus einer Art Wellenmuster bestehen muss, das sich durch ein bisher unbekanntes Medium bewegt. Die Information verblieb offensichtlich so lange in dem Medium, bis der Computer eingeschaltet und die Studie fortgeführt wurde. Wenn wir also unsere tägliche Anziehungsmeditation durchführen, können Menschen mit ähnlicher Ausrichtung unsere Ausstrahlung wahrnehmen, selbst wenn die Aussendung und der Empfang zeitlich nicht übereinstimmen. Die Ausstrahlung der Liebe und der Sehnsucht liegt sozusagen im Äther, bis sie empfangen werden.

Weitere Studien haben gezeigt, dass bei zwei Menschen, die sich kennen und sich sympathisch finden, Folgendes gut funktioniert: Einer der beiden denkt an eine bestimmte Form, Farbe oder an ein Gefühl. Der andere konzentriert sich darauf und empfängt die Informationen mit einer statistisch relevanten Trefferquote. Wenn Sie also bei Ihrer täglichen Meditation klar aussenden, was Sie sich wünschen und wo Sie sich in Ihrem Land genau befinden, in welcher Stadt und welcher Straße, kann diese Information auf einer subtilen Ebene vom anderen empfangen werden und seine Entscheidungen beeinflussen – zum Beispiel wo er an diesem Tag hingeht oder welche Reisepläne er in der nächsten Zeit macht.

Unterbrechen Sie Ihre Lektüre und nehmen Sie einen Moment lang wahr, wie es sich anfühlen würde, wenn Sie jeden Tag die Anziehungsmeditation durchführen und Ihre Sehnsüchte sowie Ihren Standort in die Welt hinaussenden würden. Stellen Sie sich außerdem vor, an jedem neuen Tag ein oder mehrere Male ruhig dazusitzen und Herz, Geist und Seele zu öffnen, um Aussendungen von ähnlich gesinnten Seelen zu empfangen, die jemanden wie Sie suchen ...

Ähnlich gesinnte Seelen ziehen sich an

Die Princeton-Studien zeigen, dass eine Intention vorhanden sein muss, damit das, was wir aussenden, dorthin ausgerichtet werden kann, wo es eine starke Wirkung haben soll. Offensichtlich hatte C. G. Jung vor hundert Jahren mit seiner Annahme Recht, dass es ein »kollektives Unbewusstes« gibt, das sich aus den gesamten Vorstellungen und Gefühlen auf der Welt zusammensetzt. Tatsächlich können wir uns auf die enorme Präsenz menschlicher Intention einschwingen und Ausstrahlungen wahrnehmen, die mit unseren eigenen Vorstellungen und Überzeugungen im Einklang stehen. Aber die meiste Zeit sind wir uns der Ausstrahlungen anderer Menschen nicht bewusst, abgesehen davon, dass wir uns zum größeren Kreis der Menschheit zugehörig fühlen und Teil unserer Kultur sind.

Wenn wir die Kraft gegenseitiger Anziehung zu unserem Vorteil einsetzen wollen, müssen wir uns zunächst darüber klar werden, wer wir sind und wen wir suchen. Dann müssen wir regelmäßig ein deutliches Signal in die Welt hinaussenden, damit ähnlich gesinnte Seelen es wahrnehmen und darauf reagieren können.

Wie bereits erwähnt, sind viele Menschen der Ansicht, dass es nur einen wahren Seelenpartner für sie gibt. Nur einen einzigen von den sechs oder sieben Milliarden Menschen auf diesem Planeten, der für sie bestimmt ist. Wenn Sie ebenfalls diese tief verwurzelte Überzeugung haben, sollten Sie zumindest die Möglichkeit in Erwägung ziehen, dass dies eine zu begrenzte Vorstellung für eine realistische Begegnung ist.

Als Psychologe und Eheberater kann ich Ihnen versichern, dass Sie zu mehr als einem einzigen Menschen passen. Ich habe das selbst in den Monaten erlebt, bevor ich schließlich meiner wahren Liebe begegnete. Als es mir mit mir selbst immer besser ging, als ich lernte, die Liebe in mein Herz strömen zu lassen, und mir immer klarer wurde, wen ich suchte, schien ich mehr und mehr Frauen in meinem Leben anzuziehen, die als Partnerinnen für mich infrage kommen könnten. Bei einem kurzen Blickkontakt in der U-Bahn konnte mir bereits jemand auffallen, der mir vertraut erschien, auf den ich eingeschwungen war – und mit dem ich möglicherweise eine Liebesbeziehung eingehen könnte.

Als mein Herz ein immer deutlicheres lautes Signal aussendete, dass ich bereit war, dass ich wusste, was ich wollte, und dass ich auf meinen eigenen Füßen stehen konnte und keine Beziehung mit gegenseitigen Abhängigkeiten suchte, tauchten vermehrt Frauen in meinem Leben auf, die offensichtlich Ähnliches suchten. Ich bewegte mich mit einer größeren Leichtigkeit durch die Welt, da ich bereits vom Gefühl des Herzenskontakts zu meiner neuen Partnerin erfüllt war. Überall, wo ich hinging, konnte ich ihr begegnen und – hoppla! Und in diesem Zustand wachsamer Liebe und Erwartung schien ich einer möglichen Partnerin nach der anderen zu begegnen.

Ich beobachtete, dass ich sehr entspannt und zuversichtlich war. Und ich war weniger bedürftig. Das Leben war in Ordnung. Ich hatte bereits das Gefühl, verliebt zu sein – ich war ihr nur noch nicht begegnet. Wäre ich nicht mit meiner Frau zusammengekommen, hätte ich eine ähnliche Frau getroffen, die bestens zu mir gepasst hätte und mit der ich ebenso glücklich und zufrieden gewesen wäre, wie ich es mit meiner Frau bin. Damit möchte ich in keiner Weise die unendliche Erfüllung mindern, die sie und ich in den letzten 20 Jahren erleben durften. Ich möchte lediglich betonen, dass viele Frauen mich als Lebenspartnerin erfüllt hätten. Für uns alle gibt es zahlreiche potenzielle Partner auf der Welt. Das Problem von Singles ist nicht der Mangel an Partnern, sondern vielmehr eine fehlende Vorbereitung und mangelnde innere Heilung, die Voraussetzungen für eine erfolgreiche Partnersuche sind.

Ein einfacher Fall von Resonanz

Es gibt also jemanden, der Sie glücklich machen und Ihre Sehnsüchte erfüllen kann. Die Herausforderung für Sie besteht nun darin, diesen Menschen zu finden, eine Beziehung mit ihm zu beginnen und so lange fortzuführen, wie es Ihnen bestimmt ist, zusammen zu sein. Am Anfang einer Beziehung wissen wir nie, wie lange sie halten wird. Bedingungslose Liebe bedeutet auch, jemanden loszulassen, wenn sein Weg ihn woandershin führt. Wenn Sie diese Dimension in der Liebe akzeptieren können, dann sind Sie in der Lage, sich mit Herz und Seele hinzugeben und Ihre Unabhängigkeit wiederzuerlangen, falls es nötig werden sollte.

Welche Möglichkeiten stehen Ihnen zur Verfügung, um einen Partner zu finden, mit dem Sie zufrieden und glücklich sein können?

1. Sie sind in der Lage, neue Orte aufzusuchen und alltägliche Lebensgewohnheiten zu durchbrechen, um neuen Menschen zu begegnen. Wir werden uns diesen Prozess später genauer ansehen.
2. Sie sind in der Lage, Ihre Bedürfnisse bei der Partnersuche klar zu definieren und zu erweitern, damit Sie ähnlich gesinnte Menschen erkennen, wenn sie Ihnen begegnen. Wir befinden uns gerade in dem Prozess, dieses Ziel zu erreichen.

3. Sie sind in der Lage, alte Verletzungen zu heilen und unrealistische Vorstellungen über die Liebe zu überwinden, um sich emotional auf eine erfüllende Beziehung vorzubereiten. Sie sind bereits dabei, das zu lernen.
4. Sie sind in der Lage und Sie haben die Kraft, die Sehnsüchte Ihres Herzens und die energetischen Ausstrahlungen Ihres ganzen Körpers genau auszurichten und somit ein lautes und deutliches Signal auszusenden, das ähnlich gesinnte Menschen anziehen wird, egal, wo sie sich im Moment auf der Welt befinden.
5. Und Sie sind in der Lage (beziehungsweise Sie werden es in Kürze sein), Herz und Geist als Empfänger für Aussendungen ähnlich gesinnter Menschen zu nutzen, so dass Sie auch diesen Weg nutzen können, um sich gegenseitig zu finden.

Wir wollen uns nun auf den vierten und fünften Punkt konzentrieren. Wie wir gesehen haben, können wir unsere Gefühle in die Welt aussenden, so dass sie jemand empfangen kann. Sie haben sich sicherlich schon einmal in einen anderen Menschen hineingefühlt oder einfach die liebende Präsenz eines Menschen in Ihrem Herzen gespürt. Sie können solche Gefühle durch Erinnerungen und die eigene Vorstellung hervorrufen, aber wir wissen mittlerweile, dass Sie die Aussendungen eines anderen Menschen auch direkt empfangen und erleben können.

Wie kommt es, dass Sie sich aus der Distanz auf die Präsenz eines bestimmten Menschen einschwingen und ihn in Ihrem Herzen »spüren« können, während Sie die emotionalen Aussendungen von buchstäblich Milliarden anderer Menschen nicht wahrnehmen? Es scheint klar zu sein, dass wir Aussendungen von Menschen empfangen, die auf eine ähnliche Resonanz in unserem Herzen stoßen. Es sind Menschen, denen wir auf energetischer Ebene ähneln. Die Resonanz ist ein Schlüsselbegriff für das Verständnis und die Anwendung der Anziehungsprinzipien, die wir hier erforschen. Wir wollen uns daher genauer ansehen, welche Rolle die Resonanz für Herz und Seele spielt.

Wie eine Studie von Professor Jahn zeigt, erzielen zwei Menschen, die eine positive sexuelle Beziehung miteinander haben, beim oben beschriebenen Experiment im Vergleich zu anderen Probanden nicht etwa wie erwartet doppelt, sondern sechsmal so gute Ergebnisse. Kein Wunder, dass wir uns lebendiger fühlen, wenn wir verliebt sind. Auf irgendeine Weise steigert die Kombination der zwei Resonanzen unsere Kraft erheblich, und unsere gemeinsame Intention hat eine größere Wirkung, als wenn wir allein wären.

Und selbst bevor Sie Ihrer wahren Liebe begegnen, schwingen Sie sich in Ihrer Anziehungsmeditation auf eine beträchtliche Anzahl ähnlicher Resonanzen in der Welt ein (in einem späteren Kapitel werden wir uns genauer damit befassen). Sie alle können die Vereinigung Ihrer Sehnsüchte und Absichten für sich nutzen, denn Sie werden dadurch stärker.

Nach zwanzigjähriger intensiver Forschung kommt Professor Jahn zu dem Schluss, dass »es auf der Wellen-/Teilchenebene keine klare Grenze zwischen Geist und Materie gibt. Stattdessen durchdringt das Bewusstsein seine Umgebung in einem Maße, das von seiner vorherrschenden Absicht abhängt.« Bei allen Studien hing der Erfolg der Experimente von der Intention des Senders und des Empfängers ab. Entfernung und Zeit spielten dabei keine Rolle, die Qualität und Intensität der Intention dagegen schon. Das Gleiche gilt für Ihre Liebesaussendungen. Alles hängt von der Qualität, Klarheit und Intensität Ihrer Resonanz ab.

Jahn stellte unter anderem fest, dass Gefühle der Empathie und Verbundenheit eine wesentliche Bedeutung bei den Experimenten hatten. Selbst wenn ein Proband eine Beziehung zu einem Computer aufbaute, wenn er dem Gerät anthropomorphe Gefühle entgegenbrachte, so als würde er einen Herzenskontakt zu einem Menschen herstellen, fielen die Ergebnisse weitaus besser aus. Nicht nur die Gedanken, sondern auch die Gefühle beeinflussen also die Sendekraft, mit der Sie Ihre Absicht ausstrahlen.

Und woran liegt es, wenn jemand für Ihre Ausstrahlung empfänglich ist und sie in seinem Herzen spürt? Wissenschaftler auf dem Gebiet der Quantenmechanik des Bewusstseins erklären die Erfahrung des Herzenskontakts aus der Entfernung (oder natürlich auch, wenn man sich sehr nahe ist) mit dem Begriff der Resonanz. Damit ist eine Situation gemeint, in der »ein Objekt (oder eine Person) eine so ähnliche Beschaffenheit hat, dass es beginnt, in der gleichen Frequenz mitzuschwingen, wenn es auf die Schwingung eines anderen Objekts (eines anderen Menschen) trifft«.

Anders ausgedrückt ist Resonanz die zwei verschiedenen Dingen oder Menschen innewohnende Fähigkeit, harmonisch miteinander zu schwingen. Das klassische Beispiel ist hier das Weinglas, das bei einer bestimmten Tonhöhe einer Opernsängerin zu vibrieren beginnt und einen Ton der gleichen Frequenz erzeugt. Wenn zwei Menschen mit zueinander passenden Persönlichkeiten die gleiche energetische und emotionale Intention ausstrahlen, entwickelt sich durch ihre wechselseitige Resonanz eine Verbindung zwischen ihnen und sie werden mehr und mehr physisch voneinander angezogen.

Mit der folgenden Übung möchte ich Ihnen gern einen Vorgeschmack der Erfahrung geben, von der hier die Rede ist.

Denken Sie einige Momente lang an jemanden, den Sie kennen und lieben. Das kann beispielsweise Ihre Mutter oder ein Freund sein, ein Bruder, eine Schwester oder ein spiritueller Meister. Wählen Sie einen Menschen aus, den Sie lieben und der Sie liebt, und richten Sie die Aufmerksamkeit Ihres Geistes sowie die liebenden Gefühle in Ihrem Herzen auf diese Person aus ... und während Sie in diese angenehmen Gefühle der Liebe und Akzeptanz hineinatmen, die zwischen Ihnen und diesem Menschen bestehen, erleben Sie das Gefühl eines echten Kontakts, das Gefühl, eine Verbindung zu diesem Menschen zu haben, Sie spüren, dass Ihrer beider Herzen mit dem gleichen positiven gegenseitigen Gefühl im Einklang schwingen ... und um dieses Gefühl zu verstärken, sagen Sie ein paar Mal zu dem Menschen: »Ich liebe dich.« Beobachten Sie, wie diese direkte Aussage Ihr Gefühl der Resonanz mit diesem Menschen verstärkt ...

Halten Sie inne ... atmen Sie ... denken Sie nach ... erleben Sie

Sich öffnen für den anderen

Ihre letzte Variable für den Erfolg in der Liebe ist Ihre Fähigkeit, sich für die Ausstrahlung eines anderen Menschen zu öffnen. Ja, es gibt einen Menschen dort draußen, der nach jemandem sucht, der genauso ist wie Sie. Und auf die eine oder andere Weise öffnet er sich nicht nur für Ihre Liebesaussendungen, sondern er strahlt auch seine Liebesbotschaft aktiv in die Welt hinaus.

Viele einsame Menschen sehnen sich nach Zuneigung, aber gleichzeitig schotten sie sich dagegen ab, von jemandem gefunden zu werden, der ihnen diese Zuneigung geben könnte. Häufig werden Menschen in Beziehungen verletzt und verschließen sich innerlich, damit ihnen das nicht noch einmal passiert. Vielleicht sehnen sie sich zutiefst nach neuer Liebe, aber wenn ihr Herz verschlossen ist und das Gefühl der plötzlichen Resonanz daher nicht wahrnimmt, dann kann auch niemand sie finden. Wie schätzen Sie sich diesbezüglich ein? Sind Sie offen dafür, sich erneut berühren zu lassen? Überlegen Sie, welche der folgenden Aussagen auf Sie zutreffen:

»Ich sehne mich nach einer neuen Liebe in meinem Leben.«
»Ich habe Angst vor der Liebe.«
»Ich bin zuversichtlich, dass der richtige Mensch mir bald begegnen wird.«
»Ich bin sehr verschlossen und habe Angst vor einer neuen sexuellen Begegnung.«
»Ich bin zu stark verletzt worden, um erneut vertrauen zu können.«
»Die wahre Liebe gibt es nur einmal im Leben.«
»Es gibt viele potenzielle Partner dort draußen, die schon auf mich warten.«
»Ich werde niemanden mehr in mein Herz hineinlassen.«
»Mein Herz ist offen, um neue Liebe zu empfangen.«

Wenn Sie Ihre gegenwärtige Einstellung in einigen dieser Antworten wiederfinden, sollten Sie daran denken, dass Sie sich in einem Heilungsprozess befinden. Sie würden dieses Buch nicht lesen, wenn Sie nicht zumindest ein paar Dinge zu klären hätten, um sich auf eine gute und solide Partnerschaft vorzubereiten. Wenn Sie einen Satz lesen wie: »Ich bin zu stark verletzt worden, um erneut vertrauen zu können«, stellen Sie vielleicht fest, dass Sie teilweise damit übereinstimmen. Allein schon die Erkenntnis, dass es einen verletzten Bereich in Ihnen gibt, der liebevolle Aufmerksamkeit braucht, ist ein Teil Ihres emotionalen Heilungsprozesses, der für die Vorbereitung auf die neue Liebe eine wesentliche Rolle spielt.

Lassen Sie uns nun beobachten, was geschieht, wenn Sie in den Empfangsmodus umschalten. Weiter oben habe ich Ihnen den folgenden magischen Fokussatz angeboten: »Mein Herz ist offen, um neue Liebe zu empfangen.« Die Liebe kann von Gott kommen, von Ihrem Vater, von einem alten Freund oder einer neuen Arbeitskollegin – sogar von Ihrem Hund oder Ihrer Katze. Sich grundsätzlich für die hereinströmende Liebe zu öffnen gehört zu den wichtigsten Dingen in Ihrem Leben. Bereits die Beatles versicherten uns: »Love is all there is«, es gibt nichts als die Liebe. Sich geliebt zu fühlen bedeutet, sich gut und lebendig zu fühlen, in Resonanz mit der größeren liebenden Präsenz Gottes in all seinen großartigen Manifestationen zu sein.

Wir bereiten uns nun darauf vor, uns auf den »Empfang« auszurichten, damit Sie sich unter allen Ausstrahlungen auf diejenigen konzentrieren können, die von Menschen mit einer ähnlichen Resonanz und Intention stammen:

1. von Menschen, die sich nach Liebe sehnen, emotional aber fest auf ihren eigenen zwei Beinen stehen;
2. von Menschen, die beim Sex grundsätzlich etwas Ähnliches suchen wie Sie;
3. von Menschen, deren Persönlichkeit bei Ihnen auf eine starke Resonanz stößt;
4. von Menschen mit den gleichen grundsätzlichen Werten und einer ähnlichen Sensibilität;
5. von Menschen, von denen Sie sich angezogen fühlen und mit denen Sie sexuell große Erfüllung finden können;

6. von Menschen, die wie Sie bereit für eine tiefe, dauerhafte Liebesbeziehung sind;
7. von Menschen mit den gleichen Liebesabsichten wie Sie.

Genau in diesem Moment gibt es möglicherweise tausend Menschen dort draußen, die diese sieben grundlegenden Voraussetzungen erfüllen. Vielleicht sind es sogar eine Million Menschen. Die Frage ist, ob Sie bereit sind, sich zu öffnen und ihre liebende Präsenz im Herzen zu spüren. Falls nicht, ist das in Ordnung. Wie gesagt, wir befinden uns hier in einem Prozess und haben viel Zeit. Lesen Sie die Liste bitte erneut durch und bleiben Sie sich dieses Mal Ihrer Atmung und Ihres Herzens bewusst – und während Sie die Gefühle in Ihrem Herzen in diesem Moment wahrnehmen, sprechen Sie sich jeden Punkt laut vor und denken nacheinander über jeden einzelnen nach.

Lassen Sie sich finden

Alles hängt von unserer Einstellung ab. Wir bekommen im Leben das, woran wir glauben. Die Gedanken, die wir durch unseren Geist strömen lassen, bestimmen die Erfahrungen, die auf uns zukommen. Wir haben diese Erkenntnisse in den vorhergehenden Kapiteln bereits genauer erörtert. Nun wollen wir sie konkret anwenden und untersuchen, ob Sie sich vor der Liebe verstecken oder sich aktiv für sie öffnen, damit sie Sie finden kann. Auch hier können Fokussätze Wunder wirken.

Sprechen Sie die folgenden Sätze nacheinander aus und beobachten Sie, ob sie bei Ihnen auf Resonanz stoßen. Seien Sie offen für eine neue Erkenntnis oder Erfahrung:

Eins: Ich bin jetzt hier, lebendig und bereit für die Liebe.
Zwei: Es gibt jemanden dort draußen, den ich treffen und lieben möchte.
Drei: Ich habe die Kraft, diesen Menschen mit meinem Herzen zu erreichen und eine Verbindung zu ihm herzustellen.

Vier: Ich bin offen dafür, die Verbindung zu diesem Menschen in meinem Herzen zu spüren.
Fünf: Ich bin bereit, mit dem Prozess zu beginnen, diesen Menschen in meinem Leben anzuziehen.
Sechs: Ich akzeptiere, dass es viele potenzielle Partner für mich gibt.
Sieben: Ich empfinde mich als Teil einer Gruppe von potenziellen Partnern, mit der ich im Einklang bin.
Acht: Mein Herz fühlt sich gut und ist offen für die Liebe.

Wenn Sie für diese Aussagen Punkte aus einer Skala von eins bis zehn vergeben – wobei zehn bedeutet, dass Sie diese acht Aussagen völlig akzeptieren und bereit dafür sind –, ist es egal, ob Sie sich im Moment für zwei oder acht Punkte oder wie viele auch immer entscheiden. Wichtig ist lediglich, dass Sie die Kraft Ihrer Intention nun darauf ausrichten, bei jeder Aussage auf zehn Punkte zu kommen. Ihr innerer Druck der Sehnsucht und des Verlangens wird Sie Schritt für Schritt voranführen – bis die Begegnung geschieht. Genießen Sie jeden Schritt auf diesem Weg.

Ich möchte Sie nun durch die grundlegende Anziehungsmeditation führen, die Sie mindestens einmal täglich praktizieren sollten. In späteren Kapiteln werden wir Ihre Fähigkeit, diesen Prozess erfolgreich zu meistern, noch genauer schulen. Lesen Sie sich den Ablauf einmal durch und verinnerlichen Sie sich dann jeden Schritt.

Die Anziehungsmeditation (Vorbereitung)

Wählen Sie einen ruhigen Zeitpunkt und einen Ort aus, an dem Sie die Freude und tiefe Harmonie genießen können, die Sie während dieser Meditation erleben werden. Denken Sie daran, dass in erster Linie ein Gefühl ungezwungener Freude gefördert werden soll, ganz ohne Druck, nur durch angenehmes Erkunden. Jedes Mal, wenn Sie diese Meditation durchführen, werden Sie eine neue Erfahrung machen:

Nehmen Sie sich fünf bis zehn Minuten Zeit zum Entspannen. Sie sollten sich gut in Ihrem Körper fühlen, wenn Sie beginnen – strecken Sie sich, wenn Sie möchten, gähnen Sie ... gestatten Sie Ihrem Körper, sich so zu bewegen, wie er möchte, um Spannungen abzubauen.

Schwingen Sie sich auf die Luft ein, die durch Ihre Nase (oder Ihren Mund) ein- und ausströmt, während Sie atmen ... dehnen Sie Ihre Aufmerksamkeit aus, um auch die Bewegungen in Brust und Bauch wahrzunehmen, während Ihre Atemzüge kommen und gehen und wiederkommen ... dehnen Sie Ihre Aufmerksamkeit nun sanft weiter aus, um auch die Gefühle in Ihrem Herzen wahrzunehmen, inmitten Ihrer Atmung. Akzeptieren Sie diese Gefühle, egal, wie sie beschaffen sein mögen, atmen Sie in sie hinein, lassen Sie zu, dass sie sich mit jedem neuen Atemzug verändern ...

Dehnen Sie Ihr Bewusstsein aus, um nun Ihren gesamten Körper mit einzuschließen, hier in diesem Moment. Seien Sie sich Ihrer Zehen bewusst ... Ihrer Hände ... Ihres Halses ... Ihres Beckens ... Ihrer Knie ... Ihres Bauches ... und lassen Sie Ihre Aufmerksamkeit in Ihrem Körper umherwandern und Orte entdecken, die sich in diesem Moment besonders angenehm anfühlen ... genießen Sie die angenehmen Gefühle, auf die Sie stoßen ... bewegen Sie sich frei, damit sich diese guten Gefühle ausdehnen können ...

Entspannen Sie sich ... konzentrieren Sie sich erneut auf Ihren Atem ... und auf das Gefühl in Ihrem Herzen ... und denken Sie an jemanden, den Sie lieben. Lassen Sie die Liebe gegenüber dieser Person Ihr Herz erfüllen, während Sie Ihre Aufmerksamkeit auf diesen Menschen richten, egal, wo er sich befinden mag ... er kann Ihre Aufmerksamkeit wahrnehmen, wenn Sie diese auf ihn richten ... er kann Ihre Liebe spüren ... genießen Sie diesen Herzenskontakt einige Augenblicke lang ...

Schalten Sie nun in Ihrem Herzen in den Empfangsmodus um, so dass Sie beginnen, die Liebe zu spüren, die dieser Mensch Ihnen gegenüber empfindet ... öffnen Sie Ihr Herz und lassen Sie seine Liebe herein ... und öffnen Sie Ihr Herz weiter, um all die reine spirituelle Liebe des Universums hereinströmen zu lassen ... seien Sie mit jedem neuen Atemzug offen dafür, mehr Liebe zu empfangen, bis Ihr ganzes Herz und Wesen voller Liebe ist ... entspannen Sie sich und genießen Sie dieses liebende Gefühl ...

Kehren Sie nun mit Ihrer Aufmerksamkeit zu Ihren Atemzügen zurück, die kommen und gehen ... und beginnen Sie sich besonders auf Ihre Sehnsucht nach einer neuen tiefen Liebe im Leben zu konzentrieren ... sagen Sie sich die folgenden fünf Fokussätze vor, um Ihre Absicht gezielt auszurichten:

»Ich bin jetzt hier, lebendig und bereit für die Liebe.«
»Es gibt jemanden dort draußen, den ich treffen und lieben werde.«
»Ich habe die Kraft, diesen Menschen mit meinem Herzen zu erreichen und eine Verbindung zu ihm herzustellen.«
»Ich bin offen dafür, die Resonanz mit diesem Menschen direkt in meinem Herzen zu spüren.«
»Ich bin bereit, mit dem Prozess zu beginnen, diesen Menschen anzuziehen.«

Entspannen Sie sich ... atmen Sie frei ... spüren Sie, wie die Sehnsucht nach Ihrem neuen Partner in Ihrem Herzen wächst ... spüren Sie dieses Verlangen auch in Ihrem Sexualzentrum, wo Sie sich danach sehnen, sexuelle Anziehung, Stimulierung, Erregung und erotische Befreiung zu erleben ... dehnen Sie Ihre Aufmerksamkeit aus, um auch das Kraftzentrum in Ihrem Bauch wahrzunehmen, wo Sie die zunehmende Energie spüren, aktiv zu werden und Ihren Partner zu finden ... dehnen Sie Ihre Aufmerksamkeit weiter aus, um auch Ihren Hals und Mund wahrzunehmen ... entspannen Sie Ihren Unterkiefer und atmen Sie durch den Mund, während Sie seufzen ... erleben Sie, wie Ihre Leidenschaft für Ihren neuen Partner den ganzen Körper erfüllt ... genießen Sie diesen Energieschub ... atmen Sie in ihn hinein ... lassen Sie sich davon erfüllen und beginnen Sie, nach außen zu fließen – auf Ihren neuen Partner zu!

Sagen Sie in Ihrem Herzen zu Ihrem neuen Partner: *»Hallo, hier bin ich, ich strecke meine Hand nach dir aus, um dich zu berühren ... spüre,* *wer ich bin, komm in mein Herz ... erlebe meine einzigartige Präsenz ... empfange meine Liebe.«*

Konzentrieren Sie sich weiter auf den Menschen, den Sie treffen und lieben werden. Atmen Sie tief ein und aus und sagen Sie mit jeder Ausatmung direkt zu diesem Menschen: *»Ich liebe dich ... ich will dich ... wir bewegen uns aufeinander zu ...«*

Wenn Sie Ihre Liebe und Präsenz sowie Ihre Liebesabsicht zehn oder zwanzig Atemzüge lang an Ihren zukünftigen Partner ausgesendet haben, können Sie sich einfach entspannen ... lassen Sie Ihre Atemzüge von selbst kommen und gehen ... seien Sie offen für eine neue Erfahrung in Ihrem Herzen ... und beginnen Sie nun die Ausstrahlung Ihres Partners zu empfangen, während Sie Ihr Herz öffnen, um Liebe hereinströmen zu lassen ... sagen Sie zu sich selbst: *»Mein Herz ist offen dafür, deine Liebe zu empfangen ... ich kann dich spüren ... ich wache voller Leidenschaft und Sehnsucht nach dir auf ... hier bin ich ... komm und finde mich!«*

Seien Sie zehn oder zwanzig Atemzüge lang offen für die Liebe und spüren Sie die Leidenschaft, die im Herzen Ihres Partners auf Resonanz stößt. Dann entspannen Sie sich wieder und richten Ihre Aufmerksamkeit erneut auf Ihre Atemzüge, die kommen ... und gehen ... während Sie die neuen Gefühle in Ihrem Herzen genießen – das Gefühl, Kontakt zu haben ... verbunden zu sein ... mit Ihrem Partner auf der sexuellen und spirituellen Ebene in Resonanz zu sein.

Sie können das Gefühl der Verbindung im Herzen bewahren, so dass jede Bewegung, die Sie machen, jede Entscheidung, die Sie fällen, jeder Schritt, den Sie tun, Sie näher zu diesem Menschen bringt ... Sie sind dabei, sich gegenseitig aktiv anzuziehen ... bald werden Sie sich so nah sein, dass Sie sich gegenseitig in die Augen sehen – und wissen, dass Sie sich gefunden haben!

Nun können Sie Ihre Augen öffnen, falls sie geschlossen waren ... strecken Sie sich etwas ... und beenden Sie diese Anziehungsmeditation ... und während Ihr Herz von Liebe erfüllt ist und Sie den restlichen Tag in diesem Gefühl verbringen, wird Ihr Körper sich lebendig fühlen, da Sie bereits die Vorfreude erleben, Ihrem neuen Partner immer näher zu kommen und immer vertrauter zu werden …

Halten Sie inne … atmen Sie … denken Sie nach … erleben Sie

Herzensbegegnung – Sechs

Lisa sah gut aus, war intelligent und hatte ein freundliches Wesen, das viele Menschen dazu brachte, etwas für sie zu tun, wenn sie es sich wünschte. In der Schule lief bei ihr alles glatt; sie hatte ein paar nette Freunde, gute Noten und blickte optimistisch in die Zukunft. Als sie von ihrer Wunschuniversität nicht als Studentin angenommen wurde, war sie daher schockiert. Es schien zum ersten Mal so, als wäre ihre Glückssträhne vorbei. Sie verbrachte vier ereignislose Jahre an einer anderen Universität und begegnete während dieser Zeit niemals einem Menschen, der ihr Herz mit Liebe erfüllt hätte. Anfangs kämpfte sie gegen die Realität an und beklagte sich viel – dann wurde sie sehr depressiv. Eine kurze Liebesbeziehung baute sie wieder auf, aber als sie vorbei war, sah Lisa nur ein langes einsames Leben vor sich. Im Folgenden beschreibt sie, wie ihr Leben nach diesem Tiefpunkt weiterging.

Als ich mein Studium beendet hatte, nahm ich den erstbesten Job an, den ich bekommen konnte. Er war langweilig und schrecklich stumpfsinnig. Dann verlor ich den Job, weil die Firma Arbeitsplätze abbaute, und ich musste wieder zu meinen Eltern ziehen. Eine alte Freundin versuchte mich aufzubauen und zeigte mir, wie man meditiert. Das hat mir sehr geholfen. Ich begann einen anderen langweiligen Job und fand mich damit ab, jeden Tag eine halbe Stunde zur Arbeit und wieder zurück zu fahren und bei meinen Eltern zu wohnen. Es war überhaupt nicht das, was ich mir erträumt hatte, aber ich lernte, meine Einstellung zum Leben zu verändern, freute mich über kleine Dinge und war zufrieden mit meiner eigenen Gesellschaft. Von Tag zu Tag wurde das Leben interessanter, und ich war positiv gestimmt, da ich immer mehr davon überzeugt war, dass das Leben völlig in Ordnung war, wie immer es auch aussehen mochte. Zudem begann ich mit der Anziehungsmeditation und richtete mein Herz entsprechend aus, so dass ich das Gefühl hatte, viel Liebe zu empfangen und auf einer tieferen Ebene eigentlich gar nicht allein zu sein.
Als ich eines Morgens aufwachte, war der Strom im Haus ausgefallen. Während mein Vater versuchte, das Problem zu beheben, zog

ich mich im Dunkeln an und stieß mir mein Knie schmerzhaft an einem Stuhl. Ich war spät dran und ließ das Frühstück ausfallen, obwohl ich Hunger hatte. Zu allem Übel wurde ich beim Überfahren einer roten Ampel auch noch geblitzt. Zehn Minuten später bog ich in eine Seitenstraße ein, um eine Unfallstelle zu umfahren, da passierte irgendetwas mit dem Motor, und das Auto blieb einfach stehen. Ich griff zu meinem Handy, um den Pannendienst anzurufen, doch der Akku war leer!

Mittlerweile war ich mit meiner Geduld am Ende. Ich wollte schreien. Und in der Tat schlug ich schließlich mit meinen Fäusten auf die Motorhaube und schimpfte laut auf die Welt. Aber als ich so dastand und feststellte, dass ich die Welt nicht dazu zwingen konnte, so zu sein, wie ich es wollte, erblickte ich ein freies Feld ... und die aus dem Herbstnebel aufsteigende Sonne. Es war ein so schöner Anblick, dass ich nur noch beten konnte und mich dafür bedankte, dass ich am Leben war.

Ein schickes Auto hielt vor meiner alten Karre, und ein junger Mann in legerer Kleidung kam auf mich zu und fragte mich, ob ich Probleme hätte. Ich atmete tief durch und sagte ihm, dass alles in Ordnung sei. Es sei ein so wunderbarer Morgen und mein Auto habe sich dazu entschlossen, seinen Geist aufzugeben, damit ich anhielt, um den Sonnenaufgang lang genug genießen zu können.

Er lachte und hielt ebenfalls inne, um die Schönheit dieses Morgens zusammen mit mir zu betrachten. »Ich bin seit Monaten nie lang genug stehen geblieben, um die Natur zu genießen«, gab er zu.

Schließlich blickten wir uns direkt in die Augen – so lange, dass wir irgendwann verlegen zur Sonne sahen. »Ich muss mich bei Ihrem Auto bedanken«, sagte er schließlich. »Ich war so schlecht gelaunt, nichts hat heute Morgen funktioniert. Sie können sich nicht vorstellen, was alles schief gelaufen ist.«

Ich lachte. »Oh doch, das kann ich«, sagte ich.

Wir genossen den Sonnenaufgang noch ein paar Minuten lang. Dann klingelte sein Handy, und er wurde aktiv. Er sagte jemandem, dass er zu spät zu den Aufnahmen kommen würde, er sei dabei, einer hilflosen jungen Dame zu helfen, schließlich sei er ein Kavalier und das gehe vor. Er beendete das Gespräch und grinste mich an.

»Das Problem ist, dass ich in 20 Minuten Fotos machen muss und meine Assistentin nicht aufgekreuzt ist. Daher habe ich keine Zeit, um Sie irgendwohin zu fahren. Hätten Sie Lust, mit mir zu kommen und mir bei den Vorbereitungen für die Aufnahmen zu helfen? Ich meine, wenn Sie nichts Besseres zu tun haben, was ich nicht hoffe, denn ich mag Sie. Was halten Sie davon?«

Ich dachte an meinen langweiligen Job, der auf mich wartete, zuckte mit den Achseln und wagte es, dabei direkt in seine haselnussbraunen Augen zu sehen. Er wirkte so enthusiastisch, trotz des Drucks, unter dem er stand, also schlug ich meine Bedenken in den Wind und lächelte zurück. »Geben Sie mir für eine Minute Ihr Handy, dann bin ich dabei«, sagte ich zu ihm.

Ich rief einen Abschleppdienst an, der mein Auto abholen würde, sowie meinen Chef, der zwar nicht begeistert war, es aber akzeptierte, als ich ihm sagte, dass ich an diesem Tag nicht zur Arbeit kommen würde. Dann schnappte ich meine Handtasche und stieg beschwingt in das Auto dieses mir völlig fremden Mannes. Und los ging's zu den Aufnahmen, worum es sich auch immer dabei handeln mochte.

Eine Woche später war ich Ronalds Assistentin, verdiente doppelt so viel wie vorher und hatte plötzlich einen Job, der mir Spaß machte. Aber der Job war nichts im Vergleich zu dem Mann, mit dem ich zusammenarbeitete. Rückblickend kann ich gar nicht glauben, wie mühelos alles war …

An diesem Morgen fuhren wir also zusammen los, und die kühle Luft drang durch die offenen Fenster herein. Wir sprachen nicht sehr viel, da wir beide noch von der Wirkung gefangen waren, die der Sonnenaufgang auf uns gehabt hatte. Ronald hatte den Auftrag, Aufnahmen von einem jungen Star in ihrem Haus zu machen, und ich durfte ihm assistieren. Es war ein arbeitsreicher, spannender Vormittag, und danach wurden wir noch zum Mittagessen eingeladen. Ehe ich mich's versah, befand ich mich in einer völlig neuen Welt, in der die Menschen sich über Dinge unterhielten, die mich interessierten, und mir aufmerksam zuhörten, wenn ich über meine Ansichten sprach. Fröhlich und unbekümmert verließen Ronald und ich das Haus dieser Frau und landeten am späten Nachmittag an einem See, wo wir die gleiche Sonne im Nebel untergehen sahen, die wir am Morgen aus dem Nebel hatten aufsteigen sehen …

Er setzte mich abends gegen zehn Uhr vor dem Haus meiner Eltern ab. Wir standen Händchen haltend vor der Tür, so, wie ich früher mit meinen ersten Freunden dort gestanden hatte. Ich sollte am nächsten Tag in seinem Büro in der Stadt arbeiten, und da mein Auto bis dahin noch nicht wieder einsatzbereit sein würde, wollte er vorbeikommen und mich abholen. Es war ein zwanzigminütiger Umweg für ihn, doch er lächelte auf seine wundervolle Art und sagte, er würde durch den ganzen Kontinent fahren, um mich abzuholen. Und ich bin sicher, wenn ich ihn jemals bitten würde, diese Kontinentdurchquerung für mich zu machen, würde er es tun.

Später an diesem Abend saß ich allein in meinem Zimmer und meditierte. Ich empfand Freude in meinem Herzen. Und welche höheren Kräfte mich auch mit Ronald zusammengebracht haben mochten, ich war ihnen dankbar dafür. Als ich auf den Tag zurückblickte, kam mir alles vor wie ein Traum, und doch hatte sich alles so perfekt entwickelt, völlig mühelos und so, als wäre es vorherbestimmt gewesen. Um ehrlich zu sein, ich bin ziemlich sicher, dass es das war... Es gibt einen Strom im Leben, der größer ist als das, was wir wahrnehmen. Und dieser Strom brachte Ronald zu mir.

Die Spiritualität der Liebe

Als Therapeut und Trainer sehe ich psychologische und spirituelle Erklärungen darüber, wer wir sind, in ein größeres Ganzes integriert, das »psycho-spirituelle Kontinuum«. Auch Wissenschaftler räumen ein, dass die Wissenschaft uns nur bis zu einem bestimmten Punkt weiterhelfen kann, wenn es um das Geheimnis des menschlichen Bewusstseins geht. Der Teil des Geheimnisses, den wir mithilfe wissenschaftlicher Methoden objektiv messen und erklären können, bildet die Basis meiner Arbeit. Der Teil des Geheimnisses, den die Wissenschaft mit ihren Methoden noch nicht erfassen kann, der aber ebenso existiert, bildet die spirituelle Basis meiner Arbeit.

Wenn Sie keinen Bezug zum spirituellen Hintergrund unseres mentalen Trainings haben, können Sie diesen Teil einfach überspringen, da die Übungen trotzdem funktionieren. Wenn Sie sich aber für die universelle Erfahrung interessieren, dass es eine Dimension im Leben gibt, die jenseits unseres dreidimensionalen materialistischen Erlebens der greifbaren Welt liegt, möchte ich Ihnen einige Erkenntnisse darlegen, die Aufschluss über die tieferen Aspekte geben können, warum zwei Menschen mit ähnlicher Resonanz und Absicht einander plötzlich begegnen, sich augenblicklich erkennen und die »Liebe auf den ersten Blick« erleben.

Lange bevor Professor Jahn und seine Kollegen zeigten, dass es ein unsichtbares und noch unerforschtes Medium geben muss, das unseren Planeten umgibt und in dem sich unsere Gedanken und Intentionen bewegen, entwickelte C. G. Jung die Vorstellung des »kollektiven Unbewussten«. Damit bezeichnete er ein unsichtbares atmosphärisches Medium, in dem all unsere Gedanken und Gefühle aufgefangen, gespeichert und weitergegeben werden.

Die indianische Kultur Amerikas geht von einem solchen unsichtbaren gemeinsamen Medium aus, in dem grundlegende Intentionen und Verhaltensregeln, ja sogar Stimmungen und

Neigungen eines Volkes gespeichert sind. Bei den Yaqui, einem mexikanischen Indianerstamm, wird dieses kollektive Unbewusste als »Tonahl« bezeichnet. Ähnliche Vorstellungen finden sich in der alten hinduistischen Kultur in Indien sowie in anderen Religionen. Die Christen und Muslime glauben, dass es eine unendliche, allwissende, spirituelle Präsenz gibt, die unsichtbar, aber energievoll die irdischen Ebenen durchdringt und zu der alle Seelen eine direkte Verbindung herstellen können.

Neue Studien, die versuchen, die Präsenz des menschlichen Bewusstseins zu dokumentieren, kommen zu folgendem Ergebnis: Wenn man das individuelle Bewusstsein verstehen will, muss man von der Existenz eines transpersonalen Bewusstseins ausgehen, an dem wir alle teilhaben. Der buddhistischen Vorstellung zufolge, die auf den meditativen Erfahrungen von Millionen von Menschen basiert, gibt es tatsächlich ein unendliches bewusstes Wesen auf diesem Planeten, und wir sind alle ein bewusster Teil dieses größeren bewussten Ganzen.

Noch haben wir das höhere Wesen des transpersonalen Bewusstseins nicht völlig erfasst. Aber in fast allen spirituellen Traditionen haben Menschen in sich hineingehorcht, haben ihren geschäftigen Geist beruhigt, ihre Aufmerksamkeit auf ihr Herz ausgedehnt – und dann ihr persönliches Bewusstsein so erweitert, dass sie plötzlich eine Verbindung und eine Einheit mit einem größeren Bewusstsein erlebten. Die Buddhisten sagen, dass sie Buddha begegnet seien, Christen begegnen Jesus, Muslime verschmelzen mit Allah, die Yaquis kommunizieren mit dem Großen Geist.

Welchen Namen wir ihm auch geben mögen, es gibt »etwas« außerhalb der Parameter unseres persönlichen Bewusstseins. Wir sind alle miteinander verbunden, und es existiert eine größere Realität jenseits von uns allen, die wir unterschiedlich benennen und deuten, aber sie existiert. Buddha, Jesus und all die anderen großen spirituellen Lehrer haben uns gelehrt, dass dieses universelle Bewusstsein liebevoll, weise und mächtig ist und dass es jenseits der Grenzen von Raum und Zeit existiert.

Persönliche Grenzen überwinden

Weiter oben habe ich über vier grundlegende Energiezentren des Körpers gesprochen (siehe S. 95ff.), die Ihnen helfen können, eine größtmögliche Anziehungskraft zu erzeugen, wenn Sie etwas in das geheimnisvolle verbindende Medium hinaussenden, das zwischen Ihrem Herz und dem Herzen Ihres zukünftigen Partners liegt. Möglicherweise haben Sie sich schon beim Lesen dieser Erläuterungen gedacht: »Moment mal, was ist mit dem größten Energiezentrum, das ich habe – meinem Geist?«

Sie haben Recht. Ich habe diesen Punkt bisher noch nicht ausführlich dargelegt, da er im Kontext dieses Kapitels klarer wird. Denn wir befassen uns hier mit dem Bewusstsein und damit, wie wir das Bewusstsein aus dem Zentrum in unserem Gehirn nach außen (oder innen) erweitern, um eine Verbindung mit dem transpersonalen Bewusstsein beziehungsweise – spirituell ausgedrückt – dem universellen Bewusstsein herzustellen. Der menschliche Geist ist sicherlich das wichtigste Zentrum unseres persönlichen Bewusstseins und spielt daher bei allem, was wir tun, eine überaus große Rolle.

Ich möchte Ihnen gerne erläutern, wie sich das Gehirn meiner Meinung nach in das Herzzentrum, das Sexualzentrum, ins Kraftzentrum und ins orale Zentrum integriert. Wenn wir über das »normale« menschliche Bewusstsein sprechen, beziehen wir uns auf die Prozesse, die in unserem Gehirn ablaufen, und zwar auf der Basis der Informationen, die wir über unsere Sinnesorgane einholen, einschließlich unserer Haut. Unser Gehirn ist kein Sinnesorgan, es ist ein integratives und interpretierendes Zentrum, das alle eingehenden Informationen des Körpers aufnimmt, 99 Prozent dieser Daten herausfiltert und die verbleibenden Daten so manipuliert, dass es unserem Bewusstsein eine schlüssige Erfahrung präsentieren kann.

Wir empfangen nie eine unmittelbare ungefilterte Sinneswahrnehmung aus der Außenwelt, sondern eine Deutung von rohem Datenmaterial. Diese deckt sich mit früheren Erfahrungen und ergibt aufgrund unserer Vorstellung und unserer Erwartung einen Sinn. Unser Geist ist sogar in der Lage, ungenaue Informationen mithilfe früherer ähnlicher Informationen zu vervollständigen. Wir neigen deshalb dazu, das zu sehen, was wir erwarten. Unser Geist lässt unsere Erfahrung ebenso sehr aus der Vorstellung und Erwartung entstehen wie aus der Wahrnehmung der Realität im gegenwärtigen Moment.

Dies zeigt, wie entscheidend es ist, die Erwartungen des Geistes bei unserer Suche nach der wahren Liebe weiterzuentwickeln. Viele von uns begegnen einem Menschen, der bestens zu ihnen passen würde und tatsächlich ihre Herzenswünsche erfüllen könnte – aber da ihre Sinneswahrnehmungen nicht mit der Erwartung ihres Geistes übereinstimmen, verpassen sie für immer die Chance, mit diesem Menschen zusammenzukommen.

Das Gleiche gilt für die Kraft der Intention. Unser Geist erzeugt ein klares Bild davon, wen wir suchen, und macht dann Pläne, wie wir einen Partner finden können, der diesem Bild entspricht. Und tatsächlich gelingt es uns meist recht gut, unsere Ziele zu verfolgen. Das Problem bei der Suche nach unserem Herzenspartner ist, dass wir diesem einzigartigen Menschen noch nie begegnet sind. Unser Geist kann daher unmöglich ein Bild anhand früherer Sinneswahrnehmungen erzeugen, das den Menschen, der uns erfüllen wird, richtig darstellt.

Wie können Sie nun Ihr fünftes Energiezentrum zu Ihrem Vorteil nutzen? Ihr Geist hat in der Tat viel Kraft und Energie, sich den idealen Partner vorzustellen, und kann den Aussendungs- und Empfangsprozess problemlos meistern, mit dem ein Kontakt zu diesem idealen Partner hergestellt werden soll. Aber Ihr Ego-Geist ist so begrenzt, dass die Chancen sehr schlecht stehen, mit dem Idealbild, das in Ihrer Vorstellung entsteht, Ihre wahre Liebe jemals ausfindig zu machen.

Ich erinnere mich daran, wie ich um neun Uhr abends die Türklingel hörte und den Flur des Hauses entlangging, in dem ich in der Schweiz wohnte. Ich war allein zu Hause und erwartete niemanden. Seit drei Tagen befand ich mich in einem sehr seltsamen Zustand und erwartete jeden Moment, der Liebe meines Lebens zu begegnen. Ich war aufgeregt und gleichzeitig tief in mir selbst und völlig ruhig, wie im Auge eines Orkans. Ich öffnete die Tür, und da stand diese dunkelhaarige Frau, die um einiges jünger war als ich und ein bisschen aussah wie ein Punk. Seit dem dramatischen Ende meiner letzten Beziehung mit einer blonden, wunderschönen Frau in meinem Alter hatte ich mir jahrelang ein ungefähres Bild von der Frau gemacht, die ich suchte. Und dieses Bild passte überhaupt nicht zu der jungen Frau, die in Solothurn vor meiner Tür stand.

Aber auf tieferen Ebenen, innerhalb eines Bruchteils einer Sekunde, als ich dieser Frau in die Augen sah, gab es (für uns beide) keinen Zweifel mehr. Es war ein augenblickliches Erkennen. Und obwohl wir zunächst versuchten, diese Erkenntnis uns selbst gegenüber zu verleugnen, da keiner dem Bild der Vorstellung des anderen entsprach, gab es eigentlich nie einen Zweifel. Unsere tiefere Resonanz schnellte wie ein Buschfeuer durch unsere Herzen – und unser Geist musste einfach nachgeben und erkennen, dass die Wirklichkeit sich erheblich von der bisherigen Vorstellung unterschied.

Während Sie sich nun auf Ihre zukünftige Begegnung vorbereiten, sollten Sie sich so weit wie möglich von alten Bildern lösen, an denen Ihr Geist möglicherweise festhält. Wir haben uns bereits in früheren Kapiteln mit diesem Thema beschäftigt und werden später noch einmal darauf zurückkommen. Im Moment lautet die zentrale spirituelle Frage: Wem übertragen Sie die Hauptverantwortung bei Ihrer Suche nach der Liebe? Verlassen Sie sich dabei auf die Überzeugungen Ihres Egos, auf die Vorstellung, die Ihr Geist sich zurechtgebastelt hat? Oder verlassen Sie sich eher auf eine höhere Führung und geben das Gefühl der Kontrolle des Egos auf, um sich der intuitiveren spirituellen Dimension des Bewusstseins anzuvertrauen?

Hiermit wenden wir uns einem faszinierenden Aspekt unseres Themas zu. Wenn Sie die Anziehungsmeditation praktizieren, die ich Ihnen im Anschluss vorstellen werde, leiten Sie sich selbst Schritt für Schritt von den Weisungen Ihres Egos über die kognitiven Ebenen der Intention, bis zu einem Punkt, an dem Sie Ihr Bewusstsein so ausdehnen, dass es die höheren Kräfte der

Führung mit einbezieht. Der Geist löst sich auf natürliche Weise vom linearen Denken und der Logik und geht in einen intuitiveren »alles gleichzeitig wahrnehmenden« Zustand über. Und diese Bewusstseinserweiterung, die Sie Ihren ganzen Körper auf einmal wahrnehmen lässt, bringt Sie an den Punkt, an dem Sie Ihrem höheren Selbst begegnen, Ihrer tieferen intuitiven Seele, an den Punkt Ihrer transpersonalen Begegnung mit Gottes führender Weisheit und Liebe, oder wie Sie es auch immer bezeichnen möchten.

Ich beziehe mich in diesem Zusammenhang häufig auf einen spirituellen Satz, der in allen großen Religionen der Welt zu finden ist: »Nicht mein Wille, sondern Dein Wille geschehe.« Psychologisch gesehen steht diese Aussage dafür, den auf das eigene Ego ausgerichteten denkenden Geist aufzugeben und sich dem höheren intuitiven, spirituellen Geist anzuvertrauen. Wenn Menschen sich Ihrem höheren intuitiven Führer anvertrauen und aufhören zu denken, sie müssten »dafür sorgen«, dass die Liebe sich erfüllt, haben sie weitaus größere Chancen, tatsächlich ihre wahre Liebe zu finden. Solange der Ego-Geist denkt, er könne die Welt dazu bringen, den idealen Partner herbeizuführen, wird nicht viel passieren. Das Ego ist schlau, aber es ist nicht weise. Der denkende Geist kann über vergangene persönliche Erfahrungen nachdenken und ein aus vielen Details zusammengesetztes Bild des idealen Partners entwickeln, aber er kann sich nicht auf den gegenwärtigen Moment ausdehnen und dem Menschen direkt begegnen, der dort draußen nach Ihnen sucht. Nur das höhere transpersonale Bewusstsein, das persönliche Grenzen überwindet, kann das.

Ich möchte Sie dazu ermuntern, Ihre Fähigkeit zu erkunden, bei der Suche nach Ihrem Partner die transpersonale Ebene zu erreichen. Es ist wichtig, die grundlegende Vorbereitung, die in den vorherigen Kapiteln beschrieben wurde, durchzuführen. Alte Herzenswunden sollten geheilt, negative Einstellungen erkannt und klare Ziele entwickelt werden. Aber erkunden Sie darüber hinaus regelmäßig die Dimensionen der Anziehungsmeditation, die Sie nun erlernen werden. Auf diese Weise können Sie sich der Führung Ihres höheren Bewusstseins überlassen und der Begegnung mit Ihrem Partner intuitiv immer näher kommen.

Beobachten wir nun, was geschieht, wenn Sie es einfach einmal ausprobieren. Selbst wenn Sie nicht daran glauben, was ich Ihnen in diesem Kapitel erzählt habe, könnten Sie wissenschaftlich an die Sache herangehen und das Experiment ein paar Mal durchführen, um zu prüfen, ob die Aussagen zutreffen. Wenn Sie Geist, Herz und Seele für ein höheres Bewusstsein öffnen, wenn Sie Ihren Blick offen und ehrlich auf eine liebende, transpersonale Präsenz und Führung in Ihrem Leben richten – was finden Sie dann?

Wir wollen unsere Aufmerksamkeit nun auf unsere Erfahrung in diesem Moment lenken. Was geschieht in Ihrem Geist, wenn Sie eine einfache Meditation durchführen, die den normalen Gedankenstrom zumindest für eine kurze Zeit beruhigt und die Aufmerksamkeit direkt auf Ihr höheres Bewusstsein lenkt, das spürbar wird, wenn der Ego-Geist das Feld für eine Weile räumt? Wir beginnen mit der grundlegenden Meditation, die Sie bereits erlernt haben, und gehen dann in neue Richtungen weiter …

Bereit zu empfangen

Setzen oder legen Sie sich bequem hin … strecken Sie sich etwas, wenn Sie möchten … gähnen Sie, so oft Sie wollen… und erlauben Sie Ihren Augen, sich sanft zu schließen, wenn sie möchten … schwingen Sie sich auf Ihre Atmung ein … auf die Luft, die durch Ihre Nase einströmt und ausströmt … dehnen Sie gleichzeitig Ihr Bewusstsein aus, um auch die Bewegungen in Brust und Bauch wahrzunehmen, während Sie atmen … ohne Anstrengung … lassen Sie Ihren Atem innehalten, wenn er möchte … und lassen Sie Ihren Atem wieder einsetzen, wenn er möchte …

Während Sie sich Ihrer Atmung bewusst bleiben, dehnen Sie Ihre Aufmerksamkeit weiter aus, um auch die Gefühle in Ihrem Herzen wahrzunehmen, inmitten Ihrer Atmung … akzeptieren Sie, was Sie in Ihrem Herzen vorfinden ... sagen Sie zu sich selbst: *»Ich liebe mich, so, wie ich bin ...«*, und atmen Sie in das Gefühl des Annehmens und der Liebe hinein.

Während Sie sich Ihrer Atmung und Ihres Herzens bewusst bleiben, dehnen Sie Ihre Aufmerksamkeit aus, um Ihren ganzen Körper wahrzunehmen, hier in diesem gegenwärtigen Moment ... Ihre Atmung ... Ihr Herz ... Ihre Füße ... Ihre Finger ... Ihre Zunge ... Ihre Knie ... Ihren Kopf ... Ihren ganzen Körper genau jetzt ... Sagen Sie zu sich selbst: *»Mein Herz ist offen dafür, Gottes heilende Liebe zu empfangen ...«*, und atmen Sie in das wunderbare Gefühl hinein, Ihr Herz zu öffnen und die Liebe hereinströmen zu lassen ...

Während die Liebe Ihr Herz mehr und mehr erfüllt, dehnen Sie Ihre Aufmerksamkeit über Ihren eigenen Körper hinaus aus, um die Luft, die Sie umgibt, wahrzunehmen ... werden Sie sich all der ähnlich gesinnten Menschen in der Welt bewusst, die die gleiche Luft atmen ... Sie alle öffnen Ihre Herzen für die Liebe ... Sie alle schwingen sich auf Ihre spirituelle Quelle ein, die Sie führt und unterstützt ... sagen Sie zu sich selbst: *»Ich fühle mich mit meiner Quelle verbunden ...«*

Während Sie sich weiterhin mit der Quelle, die Sie leitet, verbunden fühlen, eins mit Ihrem höheren Selbst, können Sie Ihr Bewusstsein nun weiter ausdehnen, um sich auf den Menschen in der Welt einzuschwingen, der eines Tages plötzlich vor Ihnen stehen und Ihnen in die Augen sehen wird – der Sie erkennen wird, so, wie Sie ihn erkennen werden ... sagen Sie: *»Ich spüre dich ... ich liebe dich ... ich warte auf dich!«*

Entspannen Sie sich ... spüren Sie, wie Ihre Atemzüge kommen und gehen ... und während Sie eingeschwungen und von Herz zu Herz mit Ihrem Partner verbunden bleiben, können Sie Ihre Augen öffnen, wann immer Sie möchten ... strecken Sie sich und gähnen Sie, wenn es Ihnen gut tut ... und kehren Sie in Ihren Alltag zurück – mit dem Bewusstsein im Herzen, dass Sie nicht allein sind ... dass Sie eins mit Ihrem spirituellen Schöpfer sind ... und eins mit Ihrer wahren Liebe ...

Halten Sie inne ... atmen Sie ... denken Sie nach ... erleben Sie

Herzensbegegnung – Sieben

Nicolas und Angie kannten sich schon von jeher. Sie waren lange in derselben Schulklasse, aber sie ignorierten einander, weil beide ziemlich pummelig waren und sich nicht mit anderen Pummelchen zusammentun wollten. Es war nicht angenehm, dick zu sein, und beide hatten eine Nische in der Schule gefunden, in der es weniger auf das Aussehen ankam als darauf, was sie konnten. Nicolas war ein Spaßmacher und er konnte gute Karikaturen zeichnen. So wurde er von den anderen akzeptiert, obwohl er nicht sehr gut aussah. Zumindest brachte er seine Freunde zum Lachen. Angie dagegen war eher ernsthaft und schrieb viel. Ihre erste Kurzgeschichte wurde veröffentlicht, als sie 15 war. Irgendwann nahm das Schicksal der beiden dann seinen Lauf. Lesen Sie im Folgenden die Erinnerungen von Nicolas:

Ich denke, mein Leben war so weit ganz in Ordnung, weil ich wegen meiner Zeichnungen und Witze beliebt war und zu Partys eingeladen wurde. Aber gleichzeitig zeigte keines der Mädchen, die mir gefielen, auch nur das geringste Interesse an mir. Ich war halt der dicke Kerl, der die Leute zum Lachen brachte. Als ich 16 wurde, war ich sehr deprimiert. Ich wollte mit aller Macht abnehmen, aber es gelang mir nicht. Tief in mir saß dieser Hunger, wer weiß warum. Vielleicht, weil meine Mutter gestorben war, als ich noch klein war – ich hatte genug von all den Analysen. Tatsache war, dass ich mich schrecklich einsam fühlte und die ganze Zeit aß.

Natürlich kannte ich Angie. Wir kannten uns seit ewigen Zeiten. Sie war die andere Dicke in der Klasse. Dann kam sie in eine andere Klasse, und so sprachen wir nicht mehr viel miteinander. Manchmal sah ich sie den Gang entlangwatscheln, und immer wenn ich sie erblickte, zuckte ich zusammen, weil ich selbst wahrscheinlich auch so aussah. Also versuchte ich, irgendwo anders hinzusehen, nur nicht zu Angie. Oh ja, ich hatte ihre Kurzgeschichte gelesen. Sie war wirklich gut, aber ich habe ihr das nie gesagt. Ich begann, ernsthaftere Zeichnungen anzufertigen, Porträts von Menschen. Ich hatte sogar ein paar Mal etwas damit verdient, dabei war ich erst 16. Es war eine tolle Bestätigung für mich. Aber ich war viel allein. Fast alle meine Kumpels hatten Freundinnen und verbrachten nicht mehr viel Zeit mit mir. Es wurde immer deprimierender. Ich träumte davon, dass sich ein schönes Mädchen in mich, den Fettwanst, verliebte und wir wilden Sex miteinander hatten – aber das waren eben nur Träume.

Eines Tages fiel mir auf dem Nachhauseweg von der Schule ein, dass ich in der Bibliothek ein Buch vergessen hatte, das ich für meine Hausaufgaben benötigte. Ich musste mich also den ganzen Weg in der Hitze wieder zurückschleppen, noch dazu ging es bergauf. Es war sehr angenehm, als ich in die kühle Bibliothek kam, und meine Stimmung wurde mit einem Mal viel besser. Ich war nicht in Eile, sondern bemerkte, dass ich mich wohl fühlte, genau dort, wo ich gerade war. Ich setzte mich mit dem Buch hin und las in dem kühlen Raum darin. Die Zeit verging. Ich blickte etwas ins Leere und stellte mir eine neue Zeichnung vor, die ich am Nachmittag anfangen wollte.

Plötzlich kam mir die Idee, in den Medienraum zu gehen und etwas im Internet nachzuschauen. Ich sprang ohne einen weiteren Gedanken auf, ging den Flur hinunter und betrat den Medienraum, der zum Glück noch offen war. Ein Lehrer sprach dort gerade mit einer Schülerin. Als ich sah, wer die Schülerin war, reagierte ich wie üblich – es war Angie. Sie stand mit dem Rücken zu mir und hatte den Großteil ihres Gewichts auf ein Bein verlagert. Diese Körperhaltung war irgendwie faszinierend. Wie ich es sonst auch immer tat, holte ich einfach meinen Skizzenblock hervor und begann eine schnelle Skizze von ihr zu zeichnen. Dann veränderte sie ihre Position, und ich zeichnete sie erneut. Das Interessante war, dass sie trotz ihrer Pummeligkeit sehr anmutig war. Und die Art und Weise, wie sie ihre Hüfte hin- und herbewegte, war irgendwie sexy – sie fühlte sich offensichtlich in ihrem Körper wohl, wahrscheinlich mehr als ich selbst.

Sie drehte sich um, als hätte sie gespürt, dass ich sie aus fünf Metern Entfernung zeichnete.

»Was tust du da?«, fuhr sie mich an.

»Nichts – ich zeichne dich bloß. Ist das verboten?«

»Möglich«, erwiderte sie. Dann kam sie zu mir und schnappte sich den Skizzenblock. Sie stand da und betrachtete, was ich gezeichnet hatte. Sie sah nicht mehr verärgert aus, sondern verwirrt, und dann errötete sie.

»Was soll denn das? Versuchst du ein Sexobjekt aus mir zu machen?«, fuhr sie mich erneut an.

»Nur wenn du eins bist«, entgegnete ich heftig.
»Ich bin genauso sexy wie sonst wer, aber so sehe ich nicht aus.«
»Wollen wir wetten?«
Der Lehrer kam zu uns und sah sich die Zeichnung an. »Oh, die ist wirklich ziemlich gut, und natürlich siehst du so aus, zumindest für Nicolas«, sagte er. »Du kannst so sexy aussehen, wie du möchtest.«
»Ja sicher, fett und sexy«, sagte sie selbstironisch.
»Warum denn nicht?«, sagte der Lehrer. »Vor zweihundert Jahren galten schlanke Mädchen als hässlich, pummelige dagegen als schön, das weißt du doch.«
»Okay, dann geben Sie mir eine Zeitmaschine, ich bin sofort weg«, scherzte sie.
»Ich komme mit«, sagte ich spontan.
Sie drehte sich um und sah mich geradewegs an. Der Lehrer ging zu seinem Tisch. Sie betrachtete das Bild erneut, sagte aber nichts.
»Du kannst es behalten, wenn du möchtest«, bot ich ihr an.
»Das Letzte, was ich will, sind Bilder von mir.«
»Du siehst aber gut darauf aus.«
»Aber niemand sonst findet, dass ich gut aussehe«, gab sie zu.
»Willkommen im Club.«
»Du siehst doch nicht schlecht aus«, sagte sie zu mir.
»Ich habe im letzten Monat eine Diät gemacht und dachte, ich würde sterben.«
Sie lachte. Ich glaube, ich hatte sie noch nie lachen gehört, zumindest nie auf diese leichte, heitere Weise. Es schien tief aus ihrem Inneren zu kommen. »Was Horrorgeschichten über Diäten angeht, kann ich allemal mit dir mithalten.«
»Na ja, vielleicht bist du eben einfach so«, sagte ich und sah sie erneut an. Ich bemerkte, dass sie wunderschöne Brüste hatte. Dann sah ich ihr wieder in die Augen. »Ich bin zu dem Punkt gekommen, dass man mich so nehmen muss, wie ich bin; ich bin nun einmal so, ich kann es nicht ändern.«
Sie sah mich lange an. »Nicolas, ich würde nicht wollen, dass du dich auch nur um ein Jota veränderst. Ich habe dich schon immer gemocht. Du hast mich nur immer ignoriert.«
Ich konnte ihr darauf nichts erwidern und blickte weg. Der Lehrer beobachtete uns interessiert, wandte sich nun aber schnell wieder seinem Computer zu.

»Ich habe vor kurzem eine Geschichte geschrieben«, sagte sie. »Über das Dicksein.«
»Oh, toll.«
»Verdammt, Nicolas! Hör auf damit!«
»Womit soll ich aufhören?«
»Du gehörst zu den Leuten, die sich selbst gegenüber voreingenommen sind.«
»Vielleicht bist du das auch. Also, worum geht es in deiner Geschichte?«
»Magst du sie lesen?«, fragte sie schüchtern.
»Ja, klar.«
Sie zog eine Kopie der Kurzgeschichte aus ihrer Tasche und gab sie mir. Dann drehte sie sich kurzerhand um und ging aus dem Raum. Anstatt an diesem Abend zu zeichnen, las ich ihre Geschichte. Sie war recht lang, und es war mir ziemlich peinlich, sie zu lesen, denn Angie sprach ehrlicher über ihre Gefühle, dick zu sein, als ich es je gekonnt hätte. Und dann sprach sie über ihre sexuellen Gefühle, und das war mir doppelt peinlich. Aber gleichzeitig war es auch aufregend. Ich hatte nie daran gedacht, dass Angie sich sexy fühlen könnte. Aber in ihrer Geschichte sieht die dicke Heldin einen dicken Jungen in der Klasse … und beginnt ihn zu beobachten und sich zu fragen, ob er unter seinen Speckschichten die gleichen Gefühle hat wie sie selbst.
Als ich Angie ein paar Tage später zufällig begegnete, war ich zu verlegen, um mit ihr zu sprechen. Aber sie eilte im Gang auf mich zu und sprach mich vor den Augen anderer Schüler an.
»Hast du die Geschichte gelesen?«, fragte sie mich.
»Äh, ja.«
»Also, sei ehrlich, wie findest du sie? Ich habe sie noch niemand anderem gegeben.«
»Müssen wir denn hier darüber sprechen?«
»Ich bin sowieso zu spät dran. Wir treffen uns nach der Schule am Brunnen.«
Sie wandte sich um und verschwand. Sie wusste offenbar gut, wie man einen Abgang macht, und sie war viel offensiver, als ich erwartet hatte. Aber ich ging nach der Schule zum Brunnen. Sie war schon da und unterhielt sich mit einem Jungen, und plötzlich war ich eifersüchtig, weil sie mit einem anderen Jungen zusammenstand. Ich hielt inne und wollte schon in die andere Richtung gehen, aber mein Blick blieb erneut an ihr hängen. Obwohl sie dem

aktuellen Schönheitsideal unserer Zeit überhaupt nicht entsprach, faszinierte sie mich, und ich konnte nicht aufhören, sie anzusehen. Also setzte ich mich hin, nahm meinen Skizzenblock zur Hand und begann erneut, sie zu zeichnen. Es war aufregend, ihre Formen zu entdecken, und zu erkennen, dass mir ihr Aussehen gefiel.

Plötzlich kam sie zu mir, und ich klappte meinen Zeichenblock zu. Sie setzte sich neben mich auf die Bank.

»Na los, zeig es mir«, sagte sie.

»Aber das ist nicht ...«

Sie nahm mir den Block aus der Hand. Ihre Art und ihr großes Interesse gefielen mir. Aber als sie die Zeichnungen sah, war sie plötzlich sehr angespannt.

»Oh Gott, wie kannst du es wagen? Ich bin nackt!«, sagte sie.

»Na ja, das sind eigentlich nur ein paar Zeichnungen von dem Mädchen aus deiner Geschichte, und das war nackt«, gab ich zurück. »Außerdem siehst du nackt sehr gut aus.«

Sie sah so aus, als wolle sie mich anfahren, aber dann geschah etwas, und sie blickte mir nur lange in die Augen. Dann flüsterte sie: »Findest du ... findest du das wirklich?«

Ich zuckte mit den Achseln. »Das ist der Beweis«, sagte ich und deutete auf eine Zeichnung, die besonders sexy war. So stellte ich sie mir ohne Kleidung vor.

Sie strahlte mich an. Ihre Lippen sahen so schön aus – und dann beugte sie sich zu mir herüber und küsste mich vor allen anderen auf den Mund. »Das kann ich nicht glauben«, sagte sie, sprang auf und eilte fort.

Am Abend saß ich eine halbe Stunde vor dem Telefon und wollte ihre Nummer wählen, traute mich jedoch nicht. Als das Telefon klingelte, zuckte ich zusammen. Und noch bevor ich den Hörer abgenommen hatte, wusste ich, dass sie es war ...

Ausrichtung – Ausstrahlung – Kontaktaufnahme – Begegnung

Wir sind mittlerweile beim siebten Schritt Ihres Anziehungsprozesses angekommen, und Sie entwickeln allmählich eine konkrete Vorstellung von der siebenstufigen täglichen Anziehungsmeditation, die ich Ihnen hier vermittle.

Wie Sie anhand der ausgewählten Geschichten am Anfang dieser ersten sieben Kapitel sehen können, ist der Moment der echten Begegnung immer spannend und er macht uns auch ein bisschen Angst, egal, wie gut wir uns darauf vorbereitet haben und wie bereit wir auch für die Liebe sein mögen. Obwohl wir uns so stark nach diesem Moment der Begegnung sehnen, haben wir auch etwas Angst davor. Viele Menschen sabotieren potenzielle Begegnungen, weil sie Angst vor der Verlegenheit und der emotionalen Blöße haben, die häufig damit einhergehen, wenn man jemandem begegnet, ihm in die Augen sieht und plötzlich von der Liebe getroffen wird. Gehören Sie zu diesen Menschen? Lassen Sie es uns herausfinden. Antworten Sie auf die folgenden Sätze mit »trifft zu«, »trifft nicht zu« oder »trifft manchmal zu«:

1. Wenn ich daran denke, plötzlich meinem neuen Partner zu begegnen, fühle ich mich unsicher und ängstlich.
2. Ich habe gar keine Angst davor, endlich meinem neuen Partner gegenüberzustehen.
3. Ich vermeide Situationen, in denen ich einem fremden Menschen begegnen könnte, der sich zu mir hingezogen fühlt.
4. Ich befürchte, dass ich keinen Ton mehr herausbringen und mich lächerlich machen werde, wenn ich schließlich meiner neuen Liebe begegne.
5. Ich bin sehr schüchtern, wenn sich jemand sexuell zu mir hingezogen fühlt, und man sieht es mir auch an.
6. Ich vermeide es, aktiv nach meinem neuen Partner zu suchen.
7. Ich habe Angst davor, zu überwältigt oder verlegen zu sein, wenn mir die wahre Liebe begegnet.

Wir werden uns in den nächsten Kapiteln mit den verschiedenen Aspekten der »Begegnungsphobie« befassen. Sie sollten sich daher keine Gedanken machen, wenn es Ihnen so geht wie den meisten Menschen und Sie ein wenig Angst davor haben, der besonderen Person zu begegnen, nach der Sie sich so stark sehnen. Da Sie Ihr Herz, Ihre Gefühle und Erwartungen sehr gut auf die Begegnung vorbereiten, werden Sie schließlich bereit für die Liebe auf den ersten Blick sein, ohne dabei ein Trauma zu erleben.

Sind Sie bereit für die Liebe?

Wie bereits angesprochen, lassen sich viele Menschen auf Beziehungen ein, bevor sie dazu bereit sind. Natürlich wissen wir nicht, wann es bei uns funken wird. Vielleicht bricht die Liebe Ihres Lebens in Ihre persönliche Welt hinein, bevor Sie sich richtig darauf vorbereiten konnten. Wenn das geschieht, sollten Sie sich trotzdem den ersten Schritten des Anziehungsprogramms widmen, mit denen Sie alte Verletzungen heilen können. Aber wenn wir nicht bereit für die Liebe sind, wird eine neue Liebesbeziehung möglicherweise nicht lange halten. Daher rate ich Ihnen, sich auf Ihr Inneres zu konzentrieren und Ihr Herz auf die Liebe vorzubereiten, bevor Sie sich dem Erstbesten, der Ihnen begegnet, in die Arme werfen.

Gehen Sie die folgende Liste mit Fragen durch und lassen Sie zu, dass sie eine Reihe von Gefühlen und Gedanken in Ihnen hervorrufen werden, die Ihnen dabei helfen, Ihre eigenen Gefühle zu erkunden. Der Prozess ist alles. Innere Erfahrung und Erkenntnisse sind Gold wert. Und nur wenn Sie sich Zeit nehmen und Innenschau halten, sind Sie in der Lage, eine neue Erfahrung zu machen. Bevor Sie die Liste durchgehen, sollten Sie daher den folgenden magischen Trick anwenden, um sich für neue Erfahrungen zu öffnen: Werden Sie sich der Luft bewusst, die durch Ihre Nase oder Ihren Mund ein- und ausströmt ... dehnen Sie Ihre Aufmerksamkeit auf die Bewegungen in Brust und Bauch aus, während Sie atmen ... dehnen Sie Ihre Aufmerksamkeit dann weiter aus, um sich auch der Gefühle in Ihrem Herzen bewusst zu werden ... nehmen Sie Ihren ganzen Körper wahr, hier in diesem Moment ... und in diesem wachen, entspannten Zustand lesen Sie jeweils eine Frage und atmen in sie hinein. Lassen Sie die Worte Gefühle, Erkenntnisse und neue Erfahrungen in Ihnen hervorrufen – in diesem Moment. Auf diese Weise werden Sie herausfinden, ob Sie wirklich bereit für die ersehnte Begegnung sind. Gehen Sie die Liste nach zirka einer Woche noch einmal durch, um zu beobachten, wie Sie vorankommen.

Schritt 1:
Haben Sie sich von Ihrer letzten Beziehung vollständig erholt, so dass Sie emotional nicht länger schmerzlich darin verfangen sind?

Schritt 2:
Haben Sie Ihren früheren Partnern verziehen und haben Sie damit aufgehört, anderen wegen etwas, das sie getan haben, Vorwürfe zu machen oder sich selbst wegen eigener Handlungen oder Versäumnisse schuldig zu fühlen?

Schritt 3:
Haben Sie sich dazu entschieden, sich selbst der beste Freund zu sein, und haben Sie den Punkt erreicht, an dem Sie nicht mehr bedürftig und von der Akzeptanz und Liebe eines anderen Menschen abhängig sind?

Schritt 4:
Beherrschen Sie die hohe Kunst, sich selbst zu lieben, so, wie Sie sind, und Ihr Herz regelmäßig für die Liebe zu öffnen?

Schritt 5:
Können Sie mit sich allein sein, sich auf Ihre Atmung und Ihre Gefühle einschwingen und Ihre eigene Gesellschaft genießen, ohne sich einsam zu fühlen?

Schritt 6:
Haben Sie gelernt, sich Ihres eigenen Körpers bewusst zu sein und angenehme Gefühle hervorzurufen?

Schritt 7:
Können Sie Ihre Gedanken beruhigen, sich auf Ihr Herz konzentrieren und sich dafür öffnen, die Präsenz all der Menschen dort draußen in der Welt zu spüren, die eine ähnliche Sehnsucht und Intention haben wie Sie?

Schritt 8:
Und spüren Sie, dass Sie einen Herzenskontakt mit Ihrer wahren Liebe hergestellt haben, die sich ebenfalls nach Ihnen sehnt? Sind Sie offen dafür, Liebe von diesem Menschen zu empfangen, noch bevor Sie ihm persönlich begegnen?

Schritt 9:
Und wenn Sie sich nun auf Ihren neuen Partner irgendwo da draußen einschwingen und in Ihr eigenes Herz blicken, fühlen Sie sich dann bereit dafür, körperlich mit diesem Menschen zusammen zu sein? Sind Sie bereit, mit der Suche zu beginnen, um Ihren Partner zu finden?

Schritt 10:
Können Sie sich vorstellen, um eine Ecke zu biegen, Ihre wahre Liebe vor sich zu sehen, auf diesen Menschen zuzugehen und einfach Ihre Arme zu öffnen, um ihn zu umarmen? Sind Sie bereit dafür, Ihre wahre neue Liebe zu berühren und zu halten?

Synchronizität

C. G. Jung schuf ein neues Wort, um ein universelles Phänomen zu beschreiben, das er als einen der wichtigsten Bestandteile des menschlichen Lebens erachtete: die Synchronizität. Anstatt das wissenschaftliche Newton'sche Verständnis zu akzeptieren, demzufolge das Leben auf Zufällen basiert, war das Leben für ihn voller Ereignisse, die alles andere als zufällig sind. Wenn zwei Menschen nah aneinander vorbeigehen und sich zwei Tage später erneut begegnen, dann befinden sie sich Jung zufolge bereits in dem Moment auf Kollisionskurs, in dem sie aneinander vorbeigehen. Ihre Bewegungen sind im Vorhinein synchron, damit sie in der Zukunft zur gleichen Zeit am gleichen Ort sind. Einstein und andere haben dieses neue Verständnis des »Zufallsereignisses« entwickelt, indem sie unsere Vorstellung von der Zeit weitergeführt haben. Demnach ist der gegenwärtige Moment im Raum »verworfen«, so dass er die Vergangenheit und die Zukunft berührt.

Sie befinden sich jetzt in diesem gegenwärtigen Moment an einem ganz bestimmten Punkt im Koordinatensystem von Zeit und Raum. Und irgendwo in der Entfernung ist der Mensch, dem Sie zu einem zukünftigen Zeitpunkt begegnen und in den Sie sich verlieben werden. Wenn Sie einen Sprung nach vorne zum Moment der Begegnung machen und dann Ihr Leben bis zum jetzigen Moment zurückverfolgen, werden Sie, wie Jung gezeigt hat, erkennen, dass Sie beide Tausende, ja sogar Millionen von kleinen Entscheidungen in Ihrem Leben getroffen haben, die es ermöglichten, dass Sie und Ihr Partner zur gleichen Zeit am gleichen Ort landeten, damit es zur schicksalhaften Begegnung kommen konnte.

Die Synchronizität ist das scheinbar magische Aufeinander-eingestimmt-Sein von zwei Menschen, die ab einem bestimmten Moment eine Verbindung zueinander haben, so dass jede Entscheidung, die sie treffen, zu ihrer schicksalhaften Begegnung führt. Jung räumte ein, dass die Wissenschaft noch nicht wisse, wie diese Synchronizität funktioniere, aber er wusste, dass sie existiert. Wahrscheinlich haben auch Sie dieses Phänomen schon persönlich erlebt. Das Leben besteht nicht nur aus zufälligen Ereignissen. Es scheint ein größerer Zusammenhang im Leben zu existieren, der über die lineare Zeit und den physischen Raum hinausgeht und gleich gesinnte Menschen auf tieferen Herzensebenen miteinander verbindet.

Ich helfe Ihnen nun lediglich dabei, sich auf diese synchronistischen Dimensionen des Lebens einzuschwingen, damit auch Sie einen Herzenskontakt zu jemandem herstellen können, der mit Ihnen synchron ist – und sich ihm mit jeder Entscheidung, die Sie treffen, Schritt für Schritt nähern.

Es ist eine große geheimnisvolle Kraft, die Sie und Ihren neuen Partner zusammenführt. Bei allem, was Sie tun, werden Sie von

Gottes leitender Hand berührt. Die magische Liebesbegegnung ist daher etwas ganz Natürliches und Normales. Die Herausforderung besteht lediglich darin, Ihr Leben dieser transpersonalen Kraft hinzugeben und darauf zu vertrauen, dass die Liebe zur rechten Zeit zu Ihnen kommen wird, wenn Sie wirklich bereit dafür sind.

Und zum Glück ist die Vorbereitungsphase überaus angenehm, so dass Sie jeden Moment auf Ihrem Weg zur wahren Liebe in vollen Zügen genießen können – und somit Ihr Herz bestmöglich auf Ihren neuen Partner vorbereiten. Halten Sie inne und atmen Sie in diesen wunderbaren Moment hinein, den wir miteinander teilen ... beobachten Sie, wie Ihr Herz sich fühlt ... nehmen Sie es an ... genießen Sie!

Die Anziehungsmeditation

Ich habe Ihnen nun die Grundelemente der sieben Schritte für die tägliche Anziehungsmeditation vorgestellt und würde Ihnen empfehlen, sie ein- bis zweimal täglich durchzuführen. Sie sollten sich jeden Tag zirka eine halbe Stunde für die Anziehungsmeditation Zeit nehmen (Sie können auch 15 bis 45 Minuten damit verbringen, je nachdem, wie schnell Sie die Fokussätze durchgehen). Planen Sie diese Zeit fest in Ihren Tagesablauf ein. Die meisten Menschen finden es am besten, die Meditation immer an demselben ruhigen Ort auszuführen. Auf diese Weise fördert der Ort den Wachstumsprozess und die neuen Erfahrungen.

Ich werde Ihnen nun den Ablauf vorstellen. Selbstverständlich können Sie jeden Teil dieser Meditation verändern, wenn die Worte Ihre Lebenseinstellung nicht richtig wiedergeben oder Sie dies aus einem anderen Grund tun möchten. Darüber hinaus können Sie die Meditation in Ihrer eigenen Geschwindigkeit durchführen. Ich gebe Ihnen nur generelle Richtlinien vor, die für die meisten Menschen gut funktionieren.

Sie befinden sich in der Lernphase dieses Programms, daher wird es einige Zeit dauern, bis Sie den ganzen Ablauf auswendig können. Im Moment empfiehlt es sich, schrittweise vorzugehen. Lesen Sie jeweils einen kurzen Abschnitt, machen Sie dann eine Pause und wenden Sie sich ein paar Atemzüge lang nach innen. Wenn Sie bereit sind, öffnen Sie die Augen wieder und lesen den nächsten kurzen Abschnitt oder den nächsten Fokussatz und wenden sich dann erneut nach innen. Sie werden feststellen, dass Sie tiefe Erfahrungen machen können, selbst wenn Sie den jeweils nächsten Schritt noch im Buch nachlesen müssen. Ihr Herz wird sich ausdehnen, öffnen und Heilung und Kraft empfangen. Manchmal werden Sie einen der Sätze aussprechen, Ihre Augen schließen und in die Wirkung hineinatmen – und von einer plötzlichen Erkenntnis, einer Erinnerung oder einem starken Gefühl der Liebe und Energie berührt werden, die Sie in die gewünschte Richtung bringen. Die Fokussätze sind in einer speziellen Reihenfolge angeordnet, um Sie täglich durch den gesamten inneren Prozess zu führen, der zu emotionaler Heilung, Klärung der eigenen Intention sowie zur ersehnten Herzensverbindung und gegenseitigen Anziehung führt.

Im Anhang auf Seite 215ff. finden Sie einen Überblick über die vollständige Anziehungsmeditation sowie zwei kürzere Formen in zwölf und sieben Schritten, die Sie durchführen können, wenn Sie weniger Zeit zur Verfügung haben. Sie können die Fokussätze auswendig lernen oder sie vor und während der Meditation durchlesen.

Suchen Sie sich für die Meditation einen ruhigen Ort aus, an dem Sie den tiefen Zustand der Harmonie, die Freude und Kraft, die Sie erleben werden, genießen können. Denken Sie daran, dass es in erster Linie darum geht, das Gefühl der Freude zu fördern, nicht darum, sich zu irgendetwas zu drängen.

Die Anziehungsmeditation

Sorgen Sie dafür, dass Sie sich von Anfang an wohl in Ihrem Körper fühlen ... strecken Sie sich intensiv, wenn Sie möchten, gähnen Sie ... gestatten Sie Ihrem Körper, sich so zu bewegen, wie er möchte, um Verspannungen abzubauen.

Richten Sie Ihre Aufmerksamkeit auf die Luft, die durch Ihre Nase oder Ihren Mund ein- und ausströmt, während Sie atmen ... dehnen Sie Ihre Aufmerksamkeit auf die Bewegungen in Brust und Bauch aus, während Ihre Atemzüge kommen und gehen ... erweitern Sie Ihr Bewusstsein sanft, um die Gefühle in Ihrem Herzen wahrzunehmen, inmitten Ihrer Atmung.

Akzeptieren Sie die Gefühle, die Sie in diesem Moment vorfinden, egal, wie sie aussehen mögen, atmen Sie in sie hinein, erlauben Sie den Gefühlen, sich mit jedem Atemzug zu verändern ...

Dehnen Sie Ihre Aufmerksamkeit aus, um Ihren ganzen Körper wahrzunehmen, hier in diesem gegenwärtigen Moment. Nehmen Sie Ihre Zehen wahr ... Ihre Hände ... Ihren Hals ... Ihr Becken ... Ihre Knie ... Ihren Bauch ... erlauben Sie Ihrer Aufmerksamkeit, sich in Ihrem Körper zu bewegen und Orte zu finden, die sich im Moment besonders gut anfühlen ... genießen Sie die angenehmen Empfindungen, auf die Sie stoßen ... bewegen Sie sich, wie Sie gerne möchten, damit sich diese angenehmen Empfindungen ausbreiten ...

Konzentrieren Sie sich wieder auf Ihre Atmung ... öffnen Sie sich noch mehr für die Gefühle in Ihrem Herzen ... und beginnen Sie, an jemanden in Ihrem Leben zu denken, den Sie lieben. Lassen Sie die Liebe für diesen Menschen Ihr Herz erfüllen, während Sie Ihre Aufmerksamkeit auf ihn richten, wo immer er auch sein mag – er wird Ihre Anziehungskraft spüren, wenn Sie diese auf ihn richten ... er kann Ihre Liebe spüren ... genießen Sie diese Herzensverbindung ...

Gehen Sie nun zum Empfangsmodus in Ihrem Herzen über, so dass Sie die Liebe spüren, die dieser Mensch Ihnen gegenüber empfindet ... öffnen Sie Ihr Herz und lassen Sie seine Liebe herein ...

Öffnen Sie Ihr Herz nun noch mehr und lassen Sie all die reine spirituelle Liebe des Universums in Ihr Herz strömen ... öffnen Sie sich mit jedem neuen Atemzug dafür, mehr Liebe zu empfangen, bis Ihr ganzes Herz und Wesen sich mit Liebe erfüllt ... entspannen Sie sich und genießen Sie dieses pulsierende liebende Gefühl ...

Und nun kehren Sie mit Ihrer Aufmerksamkeit sanft wieder zu Ihren Atemzügen zurück, die kommen und gehen ... sprechen Sie die folgenden Fokussätze aus, die neue Erfahrungen in Ihrem Herzen, Ihrem Geist und Ihrer Seele auslösen werden ...

1. Elementare Sehnsüchte

Um Ihre wichtigste Absicht bei dieser Meditation klar herauszuarbeiten, sprechen Sie die folgenden drei Fokussätze nacheinander aus. Nach jedem Satz halten Sie ein paar Atemzüge lang gegebenenfalls mit geschlossenen Augen inne, um Ihre inneren Wünsche und Ziele direkt zu erleben:

»Ich möchte emotionale Verletzungen heilen, die zwischen mir und der wahren Liebe stehen.«

»In meinem Herzen und meinem ganzen Körper verspüre ich eine tiefe Sehnsucht nach neuer Liebe.«

»Ich beabsichtige, meine inneren Kräfte zu aktivieren, um eine neue Liebe anzuziehen.«

Halten Sie inne & erleben Sie

2. Vergeben und Heilen

Bei jeder Meditation können Sie den Prozess fortsetzen, frühere Partner zu akzeptieren und ihnen zu verzeihen, dass sie Ihnen Leid zugefügt haben. Sie können sich von Schuldzuweisungen sowie eigenen Schuldgefühlen lösen und sich so lieben, wie Sie sind. Lassen Sie zu, dass die folgenden drei Sätze neue Gefühle und Erkenntnisse hervorrufen, während jeder neue Atemzug emotionale Heilung bringt:

»Ich akzeptiere und liebe mich, so, wie ich bin.«

»Ich vergebe meinen früheren Partnern und lasse sie los.«

»Mein Herz ist offen dafür, Heilung und Liebe zu empfangen.«

Halten Sie inne & erleben Sie

3. Sexuell erwachen
Fühlen Sie sich nun frei, die Aufmerksamkeit Ihres Geistes ganz auf die Erfahrung zu richten, die in diesem Moment in Ihrem Körper entsteht. Erfüllen Sie Ihr ganzes Wesen mit angenehmen Empfindungen und laden Sie Ihren Körper mit einer positiven Anziehungsenergie auf:

»Ich gebe mir die Erlaubnis, mich in diesem Moment in meinem Körper gut zu fühlen.«

»Ich bin ein schönes, kraftvolles sexuelles Wesen.«

»Schaut her und seht mich – ich bin sexuell attraktiv und bereit für die Liebe.«

Halten Sie inne & erleben Sie

4. Das Anziehungspotenzial erhöhen
Erleben Sie nun, wie sich Ihre Anziehungsenergie erhöht, wenn Sie sich auf Ihre vier primären Energiezentren konzentrieren – in Ihrem Herzen, Ihren Genitalien, Ihrem Bauch und in Ihrem Hals:

»Ich spüre die Kraft der Leidenschaft und der Sehnsucht– in meinem Herzen und meinem Bauch.«

»Ich spüre ein sexuelles Verlangen in meinem Sexualzentrum und meinem Halszentrum.«

»Mein ganzes Wesen ist kraftvoll mit liebender Energie aufgeladen.«

Halten Sie inne & erleben Sie

5. Ausstrahlen
Ihr ganzes Wesen ist nun mit der Sehnsucht und der Absicht aufgeladen, Ihren neuen Partner anzuziehen, so dass Sie aktiv in die Welt hinaussenden können, wer Sie sind und was Sie wollen, damit ähnlich gesinnte Menschen es empfangen und darauf reagieren können:

»Hier bin ich jetzt und sehne mich nach einer tiefen Beziehung.«

»Ich bin offen dafür, eine tiefe Resonanz mit einem wahren Herzen zu erleben.«

»Ich strecke meine Hand nach dir aus – spüre mich ... komm in mein Leben ...«

Halten Sie inne & erleben Sie

6. Höhere Anziehungskräfte
Sie können sich jetzt noch stärker auf Ihre höheren Anziehungskräfte einschwingen, indem Sie Ihren Geist beruhigen und sich auf die größere liebende Kraft konzentrieren, die Sie und Ihre neue Liebe zusammenführen wird:

»Mein Geist ist still ... meine Atmung ist ruhig.«

»Mein Herz ist offen für die Führung meiner tieferen spirituellen Quelle.«

»Ich vertraue mich der größeren Kraft an, die meine Liebe zu mir führt.«

Halten Sie inne & erleben Sie

7. Auf die Begegnung zusteuern
Öffnen Sie sich mit Herz und Seele ganz dafür, Ihren neuen Partner zu erleben, genau jetzt, eins mit Ihnen ... in Ihrem Herzen. Sprechen Sie einen Fokussatz nach dem anderen aus und geben Sie sich neuen Gefühlen und Erkenntnissen hin!

»Ich spüre meinen Partner bereits in meinem Herzen.«

»Ich löse mich von Hemmungen ... und bin offen für die bevorstehende Begegnung.«

»Ich spüre dich ... ich liebe dich ... ich brauche dich ... hier bin ich!«

Halten Sie inne & erleben Sie

Und nun können Sie einfach entspannen ... bleiben Sie bei Ihren Gefühlen ... erlauben Sie Ihrem Atem zu kommen und zu gehen, ohne jegliche Anstrengung ... und während Sie in Ihrem Herzen offen für Ihren Partner bleiben, spüren Sie in Ihrem ganzen Körper, wie dieser Mensch ist ... so als wären Sie bereits in seinen Armen ... blicken Sie tief in die Augen Ihres Partners ... sehen Sie die Seele Ihres Partners ... und spüren Sie, dass Sie im Geiste zusammen sind ... Ihre Herzen vereint ... und für den Rest dieses Tages lassen Sie zu, was geschieht ... so dass Ihre beiden Körper sich immer näher aufeinander zubewegen können ... seien Sie spontan ... lassen Sie sich durch Ihren Tag führen ... während Sie sich immer näher kommen, bis Sie sich schließlich gegenseitig in die Augen sehen – und wissen, dass Sie Ihre wahre Liebe gefunden haben!

Sie können nun so lange weitermeditieren, wie Sie möchten ... und wenn Sie bereit sind, öffnen Sie die Augen ... strecken sich und gähnen ... und kehren in Ihren Alltag zurück.

Halten Sie inne ... atmen Sie ... denken Sie nach ... erleben Sie

Die Aufmerksamkeit auf das Erleben richten

Jeder Moment, in dem Sie Ihre Sehnsüchte bewusst in eine aktive Anziehungsenergie umwandeln, bringt Sie Ihrem neuen Partner näher. Jeder Moment, in dem Sie sich auf Ihr Herz und Ihren ganzen Körper konzentrieren und Ihre Präsenz und Liebe in die Welt hinaussenden, erhöht die Kraft der Sychronizität mit der Person, die Sie treffen werden. Wenn Sie eine halbe

Stunde für die ganze Anziehungsmeditation Zeit haben, ist das wunderbar. Wenn Sie nur ein oder zwei Minuten Zeit haben, können Sie eine verkürzte Version der Meditation durchführen, um öfter als einmal täglich zu versuchen, bewusst mit Ihrem Partner in Verbindung zu treten. Wie wir später sehen werden, können Sie dies viele Male am Tag tun – und warum auch nicht?

Je öfter Sie Ihre Aufmerksamkeit jeden Tag auf Ihr Herz und die Präsenz Ihres ganzen Körpers richten, desto besser wird Ihr Leben sich weiterentwickeln. Je mehr Sie Ihre Atmung bei allem, was Sie tun, wahrnehmen, desto bewusster und lebendiger werden Sie insgesamt sein. Das Programm, das ich Ihnen hier vorstelle, dient nicht nur dem Erfolg in der Liebe. Es ist ein genereller Prozess, um den Geist zu klären, emotionale Wunden zu heilen, mit der eigenen kreativen Quelle in Verbindung zu bleiben und darauf zu achten, dass das Herz voller Liebe ist – und zwar allen gegenüber, mit denen Sie an jedem neuen Tag zu tun haben.

Ich möchte Sie dazu ermuntern, sich vorzunehmen, jeden Tag 10-, 20-, 30- oder 40-mal für ein oder zwei Minuten innezuhalten und die gewöhnlichen Sorgen und Gedanken loszulassen, damit Sie Ihre Aufmerksamkeit auf Ihr Erleben richten und ein tiefes Gefühl dafür erwecken können, wer Sie in diesem gegenwärtigen Moment sind. Dies ist ein sehr pragmatischer Ansatz, um Ihren Erfolg im Beruf zu fördern, Stress zu reduzieren, Ihre Beliebtheit in Gruppen zu steigern sowie Klarheit und Ausdruck Ihrer Kreativität zu optimieren.

Ich möchte Ihnen nun einen sehr kurzen Prozess zur Erweckung des Herzens vorstellen: die »Kurz-kurz-Herzmeditation«. In nur einer Minute können Sie innehalten (ohne dass Menschen in Ihrer Nähe es mitbekommen) und Ihr Herz für die einströmende Liebe erwecken, für das wundervolle Gefühl, eine Herzensverbindung zu Ihrem sich nähernden Partner zu haben. Sobald Sie diese Übung machen und sie besser beherrschen, werden Sie feststellen, welch gutes Gefühl sie Ihnen verleiht, und sie immer häufiger durchführen. Ihr Leben wird sich daraufhin positiv verändern:

Kurz-kurz-Herzmeditation

Der erste Schritt besteht darin, sich an den Ablauf zu erinnern sowie an Ihren Wunsch, sie regelmäßig durchzuführen. Wiederholen Sie daher in den nächsten Tagen immer wieder den Fokussatz »Kurz kurz« ... »Kurz kurz« ... »Kurz kurz« ... damit sich das Grundprinzip in Ihrem Geist verankert.

Jedes Mal, wenn Sie »Kurz kurz« sagen, müssen Sie sich nur noch daran erinnern, die Aufmerksamkeit Ihres Geistes auf Ihre Atmung zu richten. Sie atmen zirka sechsmal pro Minute. Wenn Sie »Kurz kurz« sagen, konzentrieren Sie sich auf Ihre Atmung und halten die ersten zwei Atemzüge lang einfach das Wort »Atmen« in Ihrem Geist fest ... spüren Sie das Gefühl der Luft, die durch Ihre Nase oder Ihren Mund ein- und ausströmt, sowie das Gefühl der Bewegung in Brust und Bauch, während Sie atmen.

Beim dritten Atemzug sagen Sie das Wort »Herz« und lassen diesen kraftvollen Hinweis Ihre Aufmerksamkeit ausdehnen, um auch die Gefühle in Ihrem Herzen wahrzunehmen ...

Beim vierten Atemzug sagen Sie: »Mein Herz ist offen dafür zu empfangen ...«, und erleben das wundervolle Gefühl einströmender Liebe, allein dadurch, dass Sie innehalten und Ihr Herz öffnen ...

Beim fünften Atemzug sagen Sie zu Ihrem Partner, der ebenfalls auf der Suche nach Ihnen ist: »Hier bin ich ... ich liebe dich.« Genießen Sie das Gefühl, im Herzen bereits miteinander verbunden zu sein. Strahlen Sie Ihre Liebe und Ihre Präsenz stark nach außen aus. Sie reiten mit dem Wind der Sehnsucht Ihres Herzens.

Beim sechsten Atemzug erlauben Sie Ihrem Geist, ruhig zu sein, während Sie weiteratmen. Genießen Sie das warme liebende Gefühl in Ihrem Herzen, in Verbindung mit der universellen Liebe Gottes und der Menschheit zu sein sowie mit der speziellen Liebe des Menschen, mit dem Sie den intensivsten Herzenskontakt haben.

Halten Sie inne ... atmen Sie ... denken Sie nach ... erleben Sie

Das ist alles. Sechs Atemzüge, die Ihr Herz erwecken, eine Verbindung zur liebenden Kraft herstellen, welche das Universum durchdringt, und Ihre Präsenz und Liebe zu Ihrem sich nähernden Partner senden … eine Minute Ihres Tages. Eine Minute, um innezuhalten und sich im Herzen besser zu fühlen. Jedes Mal, wenn Sie diese Kurz-kurz-Herzmeditation durchführen, entspannt sich Ihre Atmung und wird tiefer. Darüber hinaus stellen Sie eine Verbindung zu Ihrer tieferen spirituellen Präsenz her sowie zu dem Menschen, den Sie anziehen. Hier zum Auswendiglernen die einminütige Anziehungsmeditation in sechs Atemzügen im Überblick:

Erster Atemzug: Halten Sie inne und erinnern Sie sich daran, dass Sie die Kurz-kurz-Meditation machen wollen.
Zweiter Atemzug: Richten Sie die gesamte Aufmerksamkeit Ihres Geistes auf Ihre Atemerfahrung.
Dritter Atemzug: Dehnen Sie Ihre Aufmerksamkeit auch auf die Wahrnehmung der Gefühle in Ihrem Herzen aus.
Vierter Atemzug: Sagen Sie zu sich selbst: »Mein Herz ist offen dafür zu empfangen …«
Fünfter Atemzug: Sagen Sie zu Ihrem Partner: »Hier bin ich … ich liebe dich.«
Sechster Atemzug: Genießen Sie das angenehme Gefühl der Liebe und Verbindung in Ihrem Herzen und Ihrem Körper.

Teil zwei

Die Begegnung herbeiführen

Die Herzensjagd

Nun, da Sie einen guten Eindruck vom Prozess der Anziehungsmeditation haben, ist es an der Zeit, pragmatisch zu werden. Etwas über ein wirksames mentales Training zu lesen ist eine gute Sache, doch es ist etwas ganz anderes, nicht nur daran zu denken, etwas in Zukunft zu tun, sondern tatsächlich in einen Aktionsmodus umzuschalten und es im gegenwärtigen Moment zu tun. Denn so schaffen Sie zahlreiche Möglichkeiten, tatsächlich zu der Begegnung mit dem anderen geführt zu werden. Ich bezeichne diesen Prozess als Herzensjagd und versichere Ihnen, dass Ihnen diese Jagd großen Spaß machen wird, sobald Sie sich darauf vorbereitet haben.

Wenn ich das Wort »Jagd« verwende, spreche ich natürlich nicht davon, sich mit Gewalt zu holen, was man sich wünscht. Bei der Herzensjagd können Sie sich in jedem Moment bewusst in eine Position für eine wichtige Begegnung bringen.

Ich bin auf einer Rinderfarm aufgewachsen, und mein Vater, mein Großvater und mein Urgroßvater waren Meister der traditionellen Hirschjagd. Sie verbanden dabei die alten Jagdmethoden der Chumash-Indianer mit den modernen europäischen Jagdtechniken. Und obwohl meine Generation die Hirschjagd vorwiegend ablehnte, da sie ein mittlerweile unnötiger Gewaltakt bei der Nahrungsbeschaffung geworden war, lernte ich, welche Steuerung des Geistes nötig war, um bei der Jagd erfolgreich zu sein. Ich habe festgestellt, dass die alte Taktik, sich heranzupirschen, in ihren Grundzügen mit dem übereinstimmt, worüber wir in diesem Zusammenhang sprechen: mit der Herzensjagd.

Bevor der Jäger das Haus verlässt, um mit der eigentlichen Jagd zu beginnen, muss er sich mental intensiv vorbereiten. Das sollten Sie auch: Ihre Absicht muss sehr klar sein. Sie ziehen mit dem Ziel los, jemanden aufzuspüren, sich heranzupirschen und ihn mit nach Hause zu nehmen.

Bevor er mit der Jagd beginnt, prüft der Jäger zudem, ob seine

Emotionen klar und positiv sind, damit die Jagd nicht durch Unsicherheit, Zorn, Niedergeschlagenheit oder Hemmungen beeinträchtigt wird. Auch Sie sind dabei, negative Gedanken und Emotionen loszulassen und sich ganz auf den gegenwärtigen Moment zu konzentrieren.

Der dritte Schritt, den ein Jäger vor der Jagd tun muss, besteht darin, eine Verbindung von seinem Herzen zum Herzen des Lebewesens herzustellen, dem es bestimmt ist, dem Jäger zu begegnen. Bei der traditionellen indianischen Hirschjagd stellte der Jäger einen Herzenskontakt zum Hirsch her und wusste, dass der Hirsch ihn ebenso jagte wie er ihn. Dieser Kontakt zum Hirsch beinhaltete eine große Achtung vor dem Leben, das dem Hirsch genommen werden sollte, sowie eine große Dankbarkeit, dass der Große Geist dem Jäger und seiner Familie Nahrung und Material für ihre Kleidung schenkte. Bei den Indianern gab es keine Trennung zwischen der sichtbaren Realität und der spirituellen Welt. Es gab nur eine einzige größere Realität, an der die Indianer voller Demut teilhatten. Auf eine ähnliche Weise lernen Sie bei Ihren täglichen Meditationen, Herz, Geist und Seele zu einem höheren Bewusstsein verschmelzen zu lassen, das Sie zu einem erfolgreichen Abschluss Ihrer Jagd führen wird.

Erst wenn diese drei essenziellen geistigen und emotionalen Voraussetzungen erfüllt sind, ist der Jäger bereit für den vierten Schritt und begibt sich in die Welt hinaus. Nun beginnt die eigentliche Jagd. Macht der Jäger einen Schritt, so macht auch das gejagte Tier einen Schritt. Dessen ist sich der Jäger deutlich bewusst. Mit jedem Schritt bewegen sich die beiden unausweichlich aufeinander zu.

In ähnlicher Weise bewegen Sie und Ihr zukünftiger Partner sich in der Welt. Sie machen im Laufe eines Tages einen Schritt nach dem anderen und bewahren sich währenddessen die mentale und emotionale Aufmerksamkeit des Jägers: ruhig, aber wachsam, entspannt, aber gleichzeitig bereit, jeden Moment zu reagieren, wenn Sie plötzlich wahrnehmen, wonach Sie suchen.

Sie wissen weder wann noch wo Ihr Partner plötzlich auftauchen wird. Auch Ihre wahre Liebe kann das nicht vorhersagen. Sie sind beide in einem großen geheimnisvollen Abenteuer gefangen, während Sie einander aufspüren. Möglicherweise gehen Sie 10- oder 50-mal aneinander vorbei, wenn Sie jeden Tag mit der gleichen U-Bahn fahren oder den gleichen Korridor eines Gebäudes entlanggehen. Bei der traditionellen Jagd gingen der Indianer und der Hirsch dicht aneinander vorbei, ohne sich gegenseitig zu bemerken, doch während der ganzen Zeit war die Jagd in vollem Gange.

Wie empfinden Sie es, ein Jäger zu sein – oder von jemandem gejagt zu werden? Wenn Sie die Rolle des Jägers nicht übernehmen und Ihnen die geheimnisvolle und spannende Herzensjagd keinen Spaß macht (manchmal ist sie auch mühsam und beschwerlich), dann werden Sie bei Ihrer Suche nicht sehr erfolgreich sein. Vor allem Frauen möchten sich häufig weder als Jägerinnen noch als Gejagte sehen. Prägungen aus der Kindheit sowie verzerrte Darstellungen der Medien verfälschen das faszinierende Bild von Jäger und Gejagtem.

Nehmen Sie sich etwas Zeit, um über Ihre anfängliche Reaktion darauf, sich selbst als Herzensjäger zu sehen, nachzudenken. Seien Sie sich selbst gegenüber ehrlich. Welche Ziele haben Sie in der Liebe und was möchten Sie erreichen? Übernehmen Sie die Rolle, die Sie in die Lage versetzt, Ihr Ziel zu erreichen. Halten Sie inne und denken Sie darüber nach, wie Sie sich als Jäger oder Jägerin fühlen …

Halten Sie inne … atmen Sie … denken Sie nach … erleben Sie

Werden Sie zum Herzensjäger

Wahrscheinlich legen Sie sich jeden Tag die mentale Jagdausrüstung an und ziehen los – auf der Jagd nach der einen oder anderen Sache. Selbst wenn Sie nur etwas zum Knabbern, Käse und eine Flasche Wein brauchen – sobald Sie einen bestimmten

Wunsch und eine bestimmte Absicht verfolgen und losziehen, um es zu besorgen, werden Sie zum Jäger.

Ich möchte Sie auffordern, sich Ihrer Jagdgewohnheiten bewusst zu werden, egal, was Sie suchen. Beobachten Sie in den nächsten Tagen Ihr Verhalten, wenn Sie sich auf die Suche nach bestimmten Dingen machen. Macht Ihnen die Jagd Spaß? Sind Sie ein guter Jäger? Welche Schritte machen Sie von dem Moment an, in dem Sie einen Wunsch haben, bis zu dem Zeitpunkt, an dem Sie sich diesen Wunsch oder die Sehnsucht erfüllt haben? Bewerten Sie sich selbst nicht als guter oder schlechter Jäger – beobachten Sie lediglich die Gewohnheiten Ihres Geistes, die Gedanken und Emotionen, die entstehen, wenn Sie ein unerfülltes Bedürfnis erkennen, sowie Ihre Art und Weise zu handeln, um das Bedürfnis zu befriedigen.

Zwischen dem Einkaufen und der Jagd gibt es große Parallelen. Beobachten Sie daher jedes Mal, wenn Sie einkaufen, genau, wie Sie es tun. Und stellen Sie sich die folgenden Fragen:

1. Macht es Ihnen Spaß, einkaufen zu gehen, oder sind Sie dabei ungeduldig?
2. Verschieben Sie es, wichtige Besorgungen zu machen, oder werden Sie sofort aktiv?
3. Finden Sie in der Regel, was Sie suchen, oder empfinden Sie es häufig als schwierig?
4. Geben Sie sich mit dem Zweitbesten zufrieden oder nehmen Sie nur genau das, was Sie möchten?
5. Machen Ihnen Einkaufstouren Spaß oder nerven sie Sie?
6. Wie fühlen Sie sich, wenn Sie gefunden haben, was Sie wollten?
7. Sind Sie zufrieden mit dem, was Sie gefunden haben, wenn Sie nach Hause kommen?

Viele Menschen gehen nicht gerne zum Einkaufen, und diese negative Einstellung kann die Suche nach der Erfüllung in der Liebe direkt beeinträchtigen. Wenn das Einkaufen für Sie etwas Negatives ist, sollten Sie Ihre Einkaufsgewohnheiten von Ihrer Herzensjagd trennen. Wenn Sie die Anziehungsmeditation regelmäßig durchführen, können Sie Ihre Aufmerksamkeit auf positive Jagdgewohnheiten ausrichten. Und wenn Sie Ihre Einkaufsgewohnheiten mit liebevoller Aufmerksamkeit beobachten, werden Sie erkennen, wo Veränderungen nötig sind und wie Sie diese umsetzen können.

Beim Einkaufen sind Sie eindeutig die handelnde Person, und das Objekt, das Sie kaufen wollen, ist die passive Präsenz bei diesem Spiel. Dies ist bei der Herzensjagd ganz anders, denn die Person, die Sie verfolgen, ist ebenfalls auf der Jagd nach Ihnen, was das Spiel umso aufregender macht. Außerdem können Sie nicht einfach Ihre Kreditkarte zücken, wenn Sie Ihre neue Liebe finden. Sie müssen stattdessen Ihr Herz investieren und für die Liebe mit Ihrer Aufmerksamkeit, Ihrer Präsenz, Ihrem ganzen Wesen bezahlen. Die Magie der wahren Liebe besteht darin, dass es zu einem gegenseitigen Austausch kommt, der durch eine Kraft gefördert wird, die viel größer ist als Geld: durch die Liebe selbst.

Es ist an der Zeit, aktiv zu werden

Ich möchte Sie nicht zu einer vorschnellen Herzensjagd drängen. Wenn Sie sich noch einige Zeit auf die Vorbereitungsphase konzentrieren wollen, ist das vollkommen in Ordnung. Wir wollen aber zumindest schon einmal die zweite Phase besprechen, in der Sie die tägliche Meditation mit der aktiven Jagd kombinieren. Und falls Sie schon jetzt bereit dafür sind, Ihren Partner aktiv aufzuspüren, so, wie er versucht, Sie aufzuspüren, möchte ich Ihnen die folgenden Empfehlungen geben, wie Sie sich dieser spannenden Erfahrung nähern sollten:

Jagdempfehlung 1: Fühlen Sie sich nicht gehetzt. Sie können die Jagd nicht vorantreiben, indem Sie ungeduldig sind oder zu hohe Erwartungen haben. Natürlich werden Sie aufgeregt und ungeduldig sein, aber Sie müssen auch akzeptieren, dass die Jagd zwei Stunden oder zwei Jahre dauern könnte. Wichtig ist daher, dass Sie jeden Moment der Jagd genießen!

Jagdempfehlung 2: Erfolgreiche Jäger sind sich ihrer Atmung bewusst. Sie werden Ihren neuen Partner nur in der Intensität des gegenwärtigen Moments finden. Sie sollten sich daher nicht in Gedanken über die Vergangenheit oder die Zukunft verlieren. Wenn Sie auf der Jagd sind, ist es essenziell, im Hier und Jetzt zu sein. Sich der eigenen Atmung bewusst zu bleiben ist dafür die beste Methode. Sie sollten also den grundlegenden Prozess der Atemwahrnehmung aus Ihrer Anziehungsmeditation mit auf die Jagd nehmen.

Jagdempfehlung 3: Wie wir gesehen haben, ist es ein scheinbar magischer Prozess, die wahre Liebe zu erkennen. Dabei müssen die Wahrnehmung der Sinne und das Herz miteinander verbunden sein. Neurologische Untersuchungen zeigen, dass visuelle Informationen nicht nur an das Gehirn, sondern auch an das Herz weitergeleitet werden. Sie sehen mit Ihrem Herzen ebenso wie mit Ihrem Kopf. Und nur wenn Sie sich Ihres Herzens bewusst sind, werden Sie das Herz erkennen, das Sie suchen ... wenn Sie in die Augen dieses Menschen blicken. Jagen Sie daher nicht nur mit den Augen, sondern auch mit Ihrem Herzen.

Jagdempfehlung 4: Es gibt dort draußen jemanden, der auf der Suche nach Ihnen ist. Ihre Erscheinung, Ihre Präsenz und die Ausstrahlung aus der Tiefe Ihres Herzens sind sehr wichtig, damit dieser Mensch Sie erkennt. Daher sollten Sie sich nicht nur nach außen ausrichten, sondern Ihren inneren Fokus bewahren und sich Ihrer Präsenz und Anziehungskraft bewusst bleiben. 50 Prozent Ihrer Jagdzeit sollten nicht der aktiven Suche, sondern den passiven, aber wichtigen Pausen gewidmet werden. Während dieser Pausen konzentrieren Sie sich auf die Liebe sich selbst gegenüber sowie auf Ihre starke Sehnsucht und Bereitschaft.

Jagdempfehlung 5: Um bei der Jagd erfolgreich zu sein, müssen Sie regelmäßig aus Ihrem normalen Tagesablauf ausbrechen und Ihre Wahrnehmung verändern. Auf diese Weise begeben Sie sich in neue Gefilde und nehmen die Welt um sich herum anders wahr. Wenn Sie stets in Ihrem Alltagstrott bleiben, stehen die Chancen, jemand anders zu begegnen, nicht sehr gut. Sie müssen sich davon lösen und spontan auf neue Impulse reagieren. Werden Sie wieder zu einem Weltentdecker, offen für neue Erfahrungen. Nur mit einem gewissen Maß an Abenteuerlust werden Sie das neue Abenteuer Ihres Lebens finden.

Im Folgenden sind die fünf Jagdempfehlungen in etwas veränderter Form aufgeführt. Halten Sie inne und denken Sie darüber nach. Schwingen Sie sich zunächst auf Ihre Atmung ein ... auf die Gefühle in Ihrem Herzen ... auf Ihren ganzen Körper, hier in diesem gegenwärtigen Moment. Und in diesem Zustand erweiterter Aufmerksamkeit sprechen Sie sich die folgenden Sätze vor und beobachten, welche Erkenntnisse und Gefühle dabei hervorgerufen werden.

Jagdempfehlung 1: »Ich werde bei meiner Jagd nach der wahren Liebe entspannt und geduldig sein.«
Jagdempfehlung 2: »Während ich auf der Jagd bin, werde ich mir die ganze Zeit meiner Atmung bewusst bleiben.«
Jagdempfehlung 3: »Während ich nach meinem neuen Lebenspartner suche, werde ich mir mein Herz als Zentrum bewahren.«
Jagdempfehlung 4: »Ich werde mich attraktiv fühlen und voller Leidenschaft für die Liebe sein.«
Jagdempfehlung 5: »Ich werde mich während meiner Jagd spontan auf neue Abenteuer einlassen.«

Achtsamkeit für den Moment

Die Meditation ist nichts, was wir ausschließlich eine halbe Stunde pro Tag, völlig losgelöst von unserem Alltag durchführen. Natürlich ist es gut, jeden Tag eine halbe Stunde lang zu meditieren, da sich die Lebensqualität dadurch erheblich verbessert, aber wer sagt denn, dass Sie sich Ihrer Atmung nicht bewusst bleiben können, wenn Sie bei der Arbeit sind, sich mit jemandem treffen oder wenn Sie gerade auf dem Weg nach Hause sind? Warum sollten Sie keine tiefe Verbindung zu den Gefühlen in Ihrem Herzen haben, wenn Sie sich mit einem Freund unterhalten, den Rasen mähen oder das Geschirr spülen? Und was sollte Sie davon abhalten, Ihren ganzen Körper wahrzunehmen und in Verbindung mit all Ihren tieferen spirituellen Kräften zu sein, während Sie in einer geschäftlichen Besprechung oder beim Einkaufen sind?

Ich möchte Ihnen Folgendes vorschlagen: Ziehen Sie sich täglich für eine halbe Stunde zurück und führen Sie die Übungen durch, die Sie in diesem Buch kennen gelernt haben. Und wenn Sie wieder aufstehen, nehmen Sie die Übungen für den Rest des Tages einfach mit. Meditieren bedeutet lediglich, sich im gegenwärtigen Moment bewusst zu sein, was geschieht. Den Geist zu steuern bedeutet, sich bewusst zu entscheiden, worauf man seine Aufmerksamkeit in jedem Moment richtet. Und nirgendwo benötigen Sie diese beiden Fähigkeiten mehr als bei der Suche nach dem geliebten Menschen.

Ich möchte damit nicht sagen, dass Sie sich ab sofort ständig in einem überaus bewussten Zustand befinden werden. Natürlich wird Ihr Geist häufig in Erinnerungen, Fantasien, Sorgen und Probleme abgleiten. Und daran ist auch nichts verkehrt, solange Sie Ihre Aufmerksamkeit regelmäßig auf den gegenwärtigen Moment richten und sich auf die Wahrnehmung der Realität konzentrieren, in der Ihr Partner früher oder später plötzlich auftauchen wird. Dabei hängt es gänzlich von Ihnen selbst ab, wie stark Ihr Wunsch nach einem Partner ist und wie oft und wie lange Sie üben wollen, um sich diesen Wunsch zu erfüllen.

Selbst während Sie diese Worte lesen, können Sie Ihre Atmung, Ihr Herz, Ihren Körper in diesem gegenwärtigen Moment wahrnehmen. Sie verlieren nie etwas, wenn Sie Ihren Geist in einem erweiterten Zustand halten. Sie können nur gewinnen. In jedem neuen Moment haben Sie selbst die Wahl.

Mit jedem neuen Atemzug können Sie Ihr Jagdpotenzial maximieren, so dass Ihre Präsenz nach außen an Ihren neuen Partner gesendet wird.

Beobachten Sie, was Sie in Ihrem Herzen und Ihrem ganzen Körper empfinden, wenn Sie die folgenden Sätze sagen:

»Ich entscheide mich bewusst dafür, meinen Geist zu steuern, damit ich im Alltag aufmerksamer für eine neue Liebe werden kann.«
»Ich entscheide mich bewusst dafür, stärker im gegenwärtigen Moment zu leben, damit ich meine Liebe schneller finden kann.«
»Ich entscheide mich bewusst dafür, voller Lebensfreude zu sein und meine Präsenz auszustrahlen, damit mein Partner mich leichter finden kann.«
»Ich entscheide mich bewusst dafür, in jedem Moment, an jedem neuen Tag spontaner zu sein.«
»Ich entscheide mich bewusst dafür, mit jedem neuen Atemzug aktiv auf der Jagd nach meinem neuen Partner zu sein.«

Mit den Augen des Jägers

Sie wissen nicht, wie Ihr neuer Partner aussehen wird. Wenn Sie sich irgendein bestimmtes visuelles Bild von ihm machen, wird es Sie daran hindern, den Menschen zu erkennen, nach dem Sie suchen. Wir haben viel Übung darin, etwas zu erkennen, indem wir gegenwärtige visuelle Informationen mit den gespeicherten Bildern in unserer Erinnerung vergleichen. Aber die Kunst, mit unserem Herzen zu sehen, den ganzen Menschen und sein strahlendes Energiefeld wahrzunehmen, beherrschen wir viel weniger. Bei der Suche nach Ihrem neuen Partner versuchen Sie, irgendwo da draußen in der Welt ein Energiefeld wahrzunehmen, das Ihrem eigenen ähnlich ist. Sie begegnen den Augen anderer Menschen nicht, um sie mit Augen zu vergleichen, die Sie in der Vergangenheit bereits gesehen haben, sondern um so tief in sie hineinzublicken, dass Sie das Herz und die Seele des Menschen sehen können. Und dafür müssen Ihre Augen mit Ihrem eigenen Herzen und Ihrer Seele verbunden sein.

Sie sollten beginnen, die Welt mit Augen zu sehen, die diese Verbindung zu Ihrem Herzen und Ihrer Seele haben. Das ist grundsätzlich die beste Art zu leben. Wenn wir alle Menschen in unsere Seele blicken und sie unsere Liebe spüren lassen würden, wäre die Welt wunderbar. Ich möchte Sie dazu auffordern, den Menschen in die Augen zu sehen, um in ihnen ähnlich gesinnte Seelen zu erkennen. Suchen Sie nicht nur nach Ihrem idealen Partner. Seien Sie offen dafür, auch auf andere Menschen, die Ihnen ähnlich sind, mit einem spontanen erkennenden Lächeln zu reagieren.

Manche Menschen finden ihre wahre Liebe, wenn sie um eine Ecke biegen und der Partner plötzlich vor ihnen steht. Aber in den meisten Fällen finden zwei Menschen sich über einen Vermittler, der sie zusammenbringt. Und auf diesen Vermittler sollte man ebenfalls auf liebevolle Weise reagieren. Ich selbst hätte meine Frau nie kennen gelernt, wenn ich nicht vorher einem wunderbaren Verleger begegnet wäre, der mich einem ebenso wunderbaren Mann vorstellte, welcher Seminare in der Schweiz organisiert. Dieser stellte mich wiederum einem wunderbaren Ehepaar vor, das mir eine Woche lang sein Haus zur Verfügung stellte, an dessen Tür meine wahre Liebe schließlich an diesem schicksalhaften Abend klopfte.

Auf diese geheimnisvolle Weise findet die Liebe uns. Wenn wir beobachten, offen sind und auf die Präsenz ähnlich gesinnter Menschen reagieren, nehmen wir teil am Tanz des Herzens und kommen unserer schicksalhaften Begegnung immer näher. Lassen Sie sich also auf eine neue Beziehung zur Welt ein. Lassen Sie sich vom Herzen leiten. Lassen Sie andere Menschen in Ihre Seele blicken. Vertrauen Sie dem Universum, das einen größeren Plan für jede Ihrer Bewegungen hat. Gestatten Sie Ihren Füßen, sich dorthin zu bewegen, wohin sie wollen, und achten Sie darauf, wonach Ihnen der Sinn steht, so dass der Geist Ihre Schritte lenken kann. Und wenn Sie die Liebe sehen, reagieren Sie mit Liebe. Strahlen Sie Ihre innere Präsenz aus, dann wird die Liebe Sie finden!

Schließen Sie nun die Augen, wenn Sie diesen Absatz gelesen haben, und stellen Sie sich vor, dass Sie morgen früh aufbrechen, um in die Welt hinauszugehen. Stellen Sie sich vor, was Sie in Ihrem Geist und Ihrem Herzen tun werden, um ein Jäger zu sein, der selbst auch offen dafür ist, gejagt zu werden ... stellen Sie sich vor, in die Augen der Menschen zu sehen ... stellen Sie sich vor, mit Ihrem Herzen zu sehen ... und die Menschen in Ihre Seele blicken zu lassen, durch Ihre Augen ... und durch die Präsenz Ihres ganzen Körpers ...

Halten Sie inne ... atmen Sie ... denken Sie nach ... erleben Sie

Sich nicht auf das Ergebnis fixieren

Erfolgreiche Jäger sind stets mit sich zufrieden und nehmen das, was jeden Tag geschieht, mit Gelassenheit hin. Bei der Herzensjagd werden Sie einigen Menschen begegnen, für die Sie sich entflammen könnten. Doch häufig erlöschen die Flammen auch schnell wieder. Sie können nicht im Vorhinein sagen, ob die Flammen sich zu einem Feuer der Liebe entwickeln oder wieder ersticken werden. Sie müssen das jeweils für sich austesten. Aufgrund dieser Erkenntnis ist es wichtig, sich auch bei der hitzigsten Jagd relativ wenig auf das Ergebnis zu fixieren.

In diesem Kapitel wollen wir genauer erkunden, wie Sie während Ihrer Herzensjagd entspannt und ruhig bleiben. Vom ersten Kapitel an haben Sie gelernt, sich selbst zu lieben und mit dem gegenwärtigen Moment zufrieden zu sein, anstatt zu stark in Richtung Zukunft zu drängen. Um erfolgreich zu jagen, muss man sich häufig von Zukunftsträumen lösen. Auf diese Weise kann man einen unerwarteten gegenwärtigen Moment erleben, der zu einer gänzlich neuen Situation und zu neuen Möglichkeiten der Begegnung führt.

Ich erinnere mich gut daran, als meine Frau Birgitta und ich uns das erste Mal in Solothurn begegneten und unseren beeindruckenden Moment des gegenseitigen Erkennens erlebten. Wir waren uns beide sehr bewusst, dass etwas Entscheidendes in unserem Leben passierte. Aber gleichzeitig waren wir beide emotional nicht so bedürftig, um uns sofort in eine überwältigende Liebesaffäre zu stürzen. Wir hatten beide turbulente Beziehungen hinter uns, auf die wir uns zu schnell und zu tief eingelassen hatten, so dass wir am Ende emotional sehr verletzt und einsam waren. Also wahrten wir dieses Mal sechs Monate lang eine gewisse Distanz und blieben offen für die Möglichkeit, dass wir uns eventuell wieder trennen würden. Da wir uns nicht auf den Ausgang unserer Beziehung fixierten, waren wir in der Lage, uns im gegenwärtigen Moment genau kennen zu lernen und uns nicht im Namen der Liebe etwas vorzumachen.

Wie ist es bei Ihnen? Haben Sie sich in der Vergangenheit Hals über Kopf in jemanden verliebt und sich danach gesehnt, sich ganz in diesem Menschen zu verlieren? Oder beherrschten Sie bereits die hohe Kunst der Eigenliebe, so dass Sie das Zentrum Ihres Herzens in Ihrer eigenen Brust behielten, anstatt es Ihrem Partner zu schenken?

Halten Sie inne und schließen Sie die Augen, nachdem Sie diesen Absatz gelesen haben. Welche Erfahrungen haben Sie in der Vergangenheit gemacht ... und was wünschen Sie sich für die nächste Erfahrung? Lassen Sie alle Erinnerungen zu, die in Ihnen aufsteigen.

Halten Sie inne ... atmen Sie ... denken Sie nach ... erleben Sie

Das Paradox des Liebeslebens

Das Liebesleben scheint oft paradox zu sein. Ich habe Ihnen gesagt, wie wichtig es ist, Ihre Wünsche und Absichten klar zu definieren, damit Sie genau wissen, was Sie im Leben wollen. Ohne Ihre Willenskraft einzusetzen, bekommen Sie die gewünschten Dinge nicht – Punkt! Aber nun sage ich Ihnen, dass Sie sich nicht auf Ergebnisse fixieren sollen, während Sie aktiv auf der Jagd sind. Wie kann das sein?

In fernöstlichen Philosophien gilt das Paradox als Realität höherer Ordnung. Alan Watts, einer meiner Zenlehrer, lehrte mich, was für ihn einst ein großer Erkenntnisschritt war: Der einzige Weg, um das Leben auf tieferen Ebenen zu verstehen, wo das Paradox vorzuherrschen scheint, besteht darin, das eigene Verständnis von der Realität von 100 Prozent auf 200 Prozent zu erweitern. Es ist in der Tat hundertprozentig richtig, dass Sie Ihre Willenskraft einsetzen und Dinge, die Sie im Leben brauchen, aktiv verfolgen müssen. Aber es ist auch hundertprozentig richtig, dass Sie nicht auf das Ergebnis Ihrer Jagd fixiert sein dürfen, wenn diese erfolgreich verlaufen soll. Beide Wahrheiten existieren in der höheren Realität des Lebens nebeneinander.

Und so funktioniert es bei der Herzensjagd: Sie bereiten sich in der Tat vor und ziehen die gewünschte Liebe an. Sie jagen aktiv, wonach Sie suchen. Und gleichzeitig achten Sie darauf, dass die Vorstellung in Ihrem Kopf das Geschehen nicht bestimmt. Wenn Sie auf das Ergebnis einer Situation fixiert sind, dann sind Sie auf Ihre Vorstellung fixiert, was geschehen sollte. Und diese Vorstellung wird nie ganz mit der Realität übereinstimmen, da sie schließlich nur auf vergangenen Ereignissen basiert, die Sie in eine Zukunftsvision hineinprojizieren. Solange Sie auf Ihre Vorstellung fixiert sind, bleiben Sie der Vergangenheit verhaftet.

Sie können nicht wissen, wie eine Situation ausgeht, bis es tatsächlich geschieht. Und solange Sie an Ihren Vorstellungen festhalten, wie sich das Leben weiterentwickeln sollte, sind Sie nicht frei, am einzigartigen Geschehen teilzunehmen, das sich im gegenwärtigen Moment entfaltet.

Es ist natürlich angenehm, wenn das Leben sich fast genauso entwickelt, wie wir es uns vorgestellt haben – aber so ist es in der Regel nicht. Und hier ist der Haken. Wenn Sie Ihr Herz nur für Ereignisse öffnen, die sich Ihrer Vorstellung entsprechend entwickeln, begrenzen Sie sich selbst und verpassen all die großartigen Geschehnisse, die sich von Ihren mentalen Projektionen unterscheiden, Sie aber trotzdem zutiefst erfüllen könnten. Dagegen maximieren Sie Ihre Optionen, wenn Sie sich für neue Ereignisse öffnen, die sich nicht mit Ihren Vorstellungen decken, die Ihre Herzenssehnsüchte aber bestens erfüllen. Bleiben Sie offen für Neues!

Die Liebe geschehen lassen

Bei der Suche nach der wahren Liebe neigen wir dazu, von unserem zukünftigen Partner zu träumen und uns in Fantasien zu verlieren. Das ist absolut in Ordnung. Sie müssen grundsätzlich wissen, wonach Sie suchen und was geschehen soll, damit Sie sich darauf ausrichten können.

Gleichzeitig aber können Sie Ihren Geist so kontrollieren, dass

Sie ein Minimum an Zeit mit Träumen und Fantasien verbringen und möglichst oft im gegenwärtigen Moment sind und sich auf die Erfahrung konzentrieren, die Ihnen im Hier und Jetzt begegnet. Sie können der höheren Führung in Ihrem Leben vertrauen, die weiß, was Sie wirklich erfüllen wird, statt sich von den Vorstellungen Ihres Egos leiten zu lassen.

Wie ich bereits erzählt habe, habe auch ich einen Moment lang gezögert, als ich meiner großen Liebe begegnete. Sollte ich diese Frau ignorieren, da sie überhaupt nicht so aussah, wie ich mir meine wahre Liebe vorgestellt hatte, oder sollte ich mich dafür öffnen zu erkunden, ob dieses einzigartige Wesen, das da vor mir stand, vielleicht noch wunderbarer war als das, was ich mir vorgestellt hatte? Ich entschied mich dafür, nicht an meinen Vorstellungen festzuhalten, und war somit in der Lage, eine Beziehung mit einer neuen Qualität einzugehen, die meine Erwartungen bei weitem übertraf.

Eigentlich ist die Entscheidung ziemlich eindeutig. Werden Sie jede Beziehung ablehnen, die nicht Ihren Erwartungen entspricht, oder werden Sie Ihre Vorstellungen loslassen und sich auf etwas wunderbar Neues einlassen?

Nehmen Sie sich nun etwas Zeit, um über diese wichtige Frage nachzudenken. Sind Sie bereit, Ereignisse zuzulassen, und haben Sie Vertrauen, dass das Leben Ihnen eine einzigartige neue Liebe bringen wird, oder sind Sie entschlossen, nur die Menschen und Ereignisse in Ihrem Leben zuzulassen, die Ihrem vorgefertigten Bild von der wahren Liebe entsprechen?

Halten Sie inne ... atmen Sie ... denken Sie nach ... erleben Sie

Offen für das Unerwartete

Die meisten von uns, die sich nach wahrer Liebe sehnen, haben bereits eine Reihe von flüchtigen Affären erlebt, die ein Gefühl der Leere in uns hinterließen. Die meisten von uns kennen auch das Gefühl heftiger Leidenschaft in einer Liebesbeziehung, von der wir glaubten, sie würde ewig währen, die dann aber jäh in die Brüche ging und uns großen Kummer bescherte. Daher hoffen viele Menschen natürlich, dass die nächste Beziehung ewig währt, damit sie dieses Leid nie mehr erleben müssen.

Es ist wunderbar, eine dauerhafte Liebesbeziehung zu erleben, zuzulassen und auszukosten. Dieses Buch bereitet Sie auf eine solche dauerhafte Beziehung vor. Allerdings ist es mir ein großes Anliegen, Sie durchaus auch zu kürzeren Beziehungen zu ermutigen, vorausgesetzt man lässt sich auf die richtige Weise darauf ein und beendet sie auch in einer guten Weise, so dass die Erfahrung nicht durch großes Leid getrübt wird.

Wenn ich zurückblicke, erinnere ich mich an vier besondere, tiefe Beziehungen, die nicht allzu lange hielten, mein Herz aber auf wundervolle Weise berührten. Sie bereicherten meine Vorstellung davon, wer ich war, und brachten eine Liebesqualität in mein Leben, die einzigartig war und für immer in meinem Herzen widerhallt. Am Anfang einer Beziehung wissen wir nie, wie lange sie dauern wird. Die schicksalhafte Dauer der Verbindung zweier Seelen in einer Liebesbeziehung wird von Kräften bestimmt, die jenseits unserer begrenzten Wahrnehmung liegen. Und nur wenn wir uns auf eine Beziehung einlassen, ohne uns auf das Ergebnis zu fixieren, sind wir bereit, es zu akzeptieren, wenn sie früher endet, als wir erwartet haben.

Wer weiß schon, was ein Mensch uns geben kann? Wer weiß, welches besondere Geschenk der Heilung, welche Erkenntnisse und Weisheit wir einem anderen Menschen zuteil werden lassen können, allein dadurch, dass wir im Zusammensein mit ihm so sind, wie wir sind? Und wer weiß, wie lange es dauert, bis diese Geschenke gemacht werden, bevor wir wieder in unterschiedliche Richtungen weiterziehen?

Wenn wir eine Beziehung mit dem Vorsatz eingehen, uns ewig an diesen Menschen zu binden, leiten wir die Möglichkeit großen Leids bereits ein. Wenn wir eine Beziehung dagegen unabhängig von der Leidenschaft mit dem Vorsatz beginnen, uns nicht darauf zu fixieren, wie sie ausgeht, minimieren wir die Möglichkeit großen Leids und maximieren die Möglichkeit, tiefe Herzensgeschenke zu machen und vom anderen zu empfangen. Wie bereits erwähnt, ist wahre Liebe nicht Besitz ergreifend. Wahre Liebe gibt den anderen frei.

Auch Sie können von Ihrem neuen Partner erwarten, dass er Ihnen die Freiheit lässt, Ihr Leben von einer höheren Führung leiten zu lassen, anstatt sich auf eine von gegenseitiger, Besitz ergreifender Abhängigkeit geprägten Beziehung einzulassen, in der negative Emotionen wie Angst, Eifersucht oder Schuldgefühle vorherrschen. Noch bevor Sie Ihrem nächsten Partner begegnen, erweisen Sie sich und ihm einen großen Dienst, wenn Sie sich darüber bewusst werden, dass die Freiheit in einer Partnerschaft ungeheuer wichtig ist.

Wenn Sie nicht auf den Ausgang der Beziehung fixiert sind, kann sie sich frei entfalten und ihre Dauer selbst bestimmen. Sie setzen die höheren Kräfte des Universums frei, so dass sie in Ihrem Leben wirken und Sie zu größerer Erfüllung führen können.

Beobachten Sie, wie Sie sich in Ihrem Herzen fühlen, wenn Sie die folgenden Sätze aussprechen. Schwingen Sie sich auf Ihre Atmung ein ... auf Ihr Herz ... auf Ihren ganzen Körper in diesem gegenwärtigen Moment, und wenn Sie jeden Satz ausgesprochen haben, lassen Sie zu, dass die Worte Erkenntnisse und Gefühle hervorrufen, die zeigen, wie Sie über die Freiheit in Beziehungen denken. Achten Sie darauf, ob Sie mit den Aussagen übereinstimmen oder nicht, und denken Sie über Ihre Vorstellungen und Erwartungen nach:

»Ich werde niemanden in mein Herz lassen, bis ich sicher weiß, dass die Beziehung für immer halten wird.«
»Selbst eine kurze Liebesbeziehung kann wunderbare positive Erfahrungen mit sich bringen.«
»Ich habe schreckliche Angst davor, abermals zu leiden.«
»Ich fixiere mich nicht auf den Ausgang neuer Liebesbegegnungen.«
»Ich vertraue meiner höheren Führung, die bestimmen wird, mit wem ich als Nächstes zusammen sein werde.«

»Ich werde nichts anderes akzeptieren als eine absolut dauerhafte Liebesbeziehung.«
»Ich kann in meinem Herzen frei bleiben, selbst wenn ich jemanden von ganzem Herzen liebe.«

Nachdem Sie nun erkundet haben, wie Sie über die Freiheit in der Liebe denken, können Sie sich einfach entspannen ... schwingen Sie sich auf Ihre Atemzüge ein, die kommen und gehen ... lassen Sie Ihre Atmung innehalten, wann sie möchte ... und wieder einsetzen, wann sie möchte ... geben Sie Ihre Atmung frei ... schwingen Sie sich auf Ihr Herz ein und geben Sie Ihr Herz frei ... während Sie Folgendes zu sich sagen:

»Ich vertraue darauf, dass meine höhere Führung mir die Liebe bringt, für die ich bereit bin ... ich fixiere mich nicht darauf, wie die Beziehung ausgeht ... ich gebe mich der Liebe hin.«

Halten Sie inne ... atmen Sie ... denken Sie nach ... erleben Sie

Keine Angst vor Intimität

Die sexuelle Erregung lässt sich nicht von der romantischen Liebe trennen, und ebenso wenig lassen sich Aufregung und Spannung von der Jagd nach einem Partner trennen. Aktiv auf eine sexuelle Begegnung hinzuarbeiten ist wohl das Aufregendste, was wir uns vorstellen können, abgesehen davon vielleicht, zum ersten Mal aus 3000 Metern Höhe aus einem Flugzeug zu springen ...

Egal, was oder wie wir sonst sein mögen, wir sind alle durch und durch sexuelle Wesen. In unserem Körper befindet sich eine genetisch programmierte und regelmäßig sich erneuernde Energie – die verrückte lustvolle Leidenschaft unseres Sexualtriebs.

Warum ist es so spannend, sich dem Geschlechtsakt zu nähern? Dies hat sowohl biochemische als auch spirituelle Gründe. Unser biologischer Instinkt, der dazu führt, dass wir Sex haben, geht Hand in Hand mit einer Reihe radikaler hormoneller Veränderungen, die unsere Körpererfahrung, unsere Emotionen und unseren Geisteszustand verändern. Ich möchte Sie nicht mit wissenschaftlichen Details langweilen, aber ich bin sicher, dass Sie bereits erlebt haben, wovon ich hier spreche. Kurz vor und während einer sexuellen Begegnung beschleunigt sich der Herzschlag, die Atmung wird erst angespannter, dann tiefer, das Blut strömt intensiver in das Gesicht und die Genitalien. Man verspürt Verlangen. Zudem kommt es zu einer Fixierung auf nichts anderes als eine immer stärkere sexuelle Erregung, bis der gesamte Organismus verrückt vor Lust und Verlangen ist und auf die Erlösung durch den Orgasmus drängt.

Und das ist es, was Sie wollen.

Sie werden feststellen, dass Sie an einem bestimmten Punkt in Ihrem Leben (vielleicht ist es bereits so weit) in der Lage sein werden, die gesamte Leidenschaft sexueller Erregung und Erlösung zu erleben, ohne sich dabei in der negativen Qualität sexueller Erregung zu verfangen. Sie geben sich dem erotischen

Strömen Ihres natürlichen körperlichen Verlangens und Ihrer sexuellen Prägungen mehr und mehr hin, bis Sie mit Ihrem Partner Glück und Erlösung durch den Orgasmus erleben.

Ich spreche das Thema der Erregung im Zusammenhang mit der sexuellen Liebe nur deshalb an, weil die Erregung für die meisten Menschen auch negativ besetzt ist. Leider löst die sexuelle Vereinigung häufig Ängste und Unsicherheiten aus, die zu einer ganzen Reihe von Hemmungen und Anspannungen führen. Ich möchte mit Ihnen erkunden, wie man das am besten überwinden kann.

Auch wenn wir Verhütungsmittel verwenden und davon ausgehen, dass sie funktionieren, beeinflusst die Furcht vor einer Schwangerschaft, die wir als Teenager oder mit Anfang Zwanzig hatten, immer noch unser Gefühl beim Liebesakt. Und selbst wenn wir nicht vorhaben, ein Kind zu zeugen, erwecken wir vor und während des Liebesspiels tief in unserem Inneren aufregende Urgefühle, am höchsten kreativen Akt der menschlichen Spezies teilzuhaben.

Unsere Aufregung vor dem Liebesakt besteht immer aus einer Mischung aus neugieriger Erwartung und ungewisser Furcht. Wir sind gefangen in der positiven Erwartung, etwas unglaublich Schönes zu erleben, und einer gleichzeitigen Angst, dass etwas Gefährliches oder Schreckliches geschehen könnte, wenn wir uns der Leidenschaft sexueller Liebe hingeben.

Gesehen werden, wie wir wirklich sind

Die Intimität ist eine sehr kraftvolle Qualität in einer Beziehung. Die Voraussetzung für die beglückende sexuelle Begegnung ist, dass wir dem anderen Menschen nicht nur unseren Körper nackt zeigen, sondern auch unsere tieferen Emotionen offen legen. Nur dann können wir einen erfüllenden Orgasmus erleben. Während wir uns beim Liebesspiel mit einem wahrhaft geliebten Partner dem Orgasmus nähern, kommt es zu einer natürlichen Transformation, bei der die Dominanz unseres denkenden kontrollierenden Geistes einfach wegfällt und uns emotional und spirituell nackt zurücklässt.

Genau darum geht es bei der Intimität: von jemandem so gesehen zu werden, wie wir wirklich sind, nackt in jeder Hinsicht. Das kann nicht nur eine äußerst erhebende positive Erfahrung sein, sondern auch – wenn wir nicht darauf vorbereitet sind – ein Furcht erregendes Dilemma. Daher habe ich Sie in diesem Buch so häufig dazu aufgefordert, zunächst Ihren eigenen inneren Garten zu pflegen, damit Sie sich gut genug kennen und positiv über sich selbst denken. Denn dann können Sie sich Ihrem neuen Partner tatsächlich preisgeben, ohne sich davor zu fürchten.

Auf einer spirituellen Ebene scheint es so, als würden wir unsere persönlichen Marotten und emotionalen Grenzen beim Liebesakt zeitweilig überwinden. Und während des Orgasmus erleben wir einen kurzen Moment der Transzendenz und des Glücks, als wären wir für ein paar Augenblicke eins mit Gott und als würde die Kraft des Schöpfers frei durch unseren sterblichen Körper fließen. Wenn Ihnen das zu esoterisch ist, dürfen Sie es getrost wieder vergessen. Aber ich glaube, dass wir in sexueller Hinsicht auf wunderbare Weise so erschaffen wurden, dass unser eigenes Bewusstsein im Moment des Liebesakts – des physischen Schöpfungsakts – rein und transzendent ist. Daher ist das Erlebnis des Orgasmus für mich ein zutiefst spiritueller Moment, in dem wir wahrlich eins mit Gott werden und in unserem Herzen wissen, wer wir wirklich sind.

Sexuelle Begegnungen sind also gewiss aufregend. Wir lassen uns auf eine gemeinsame Erfahrung ein, die nicht nur zur Entstehung neuen Lebens führen kann, sondern die auch unser Leben zeitweilig verändern, unsere Seele reinigen und uns einen Zugang zu unserem wahren Wesen eröffnen kann. So betrachtet, wird klar, warum regelmäßige sexuelle Begegnungen so gesund und erstrebenswert sind, selbst wenn es dabei überhaupt nicht um die Zeugung eines neuen Wesens geht. Der große Sexualwissenschaftler Wilhelm Reich hat gezeigt, dass sexuelle Begegnungen uns die Sicherheit vermitteln, dass mindestens ein- oder zweimal pro Woche unsere Emotionen geheilt, unser Geist gereinigt, unser Organismus gestärkt und ein Gefühl der Einheit mit einem höheren Bewusstsein und der Liebe gefördert wird.

Mit großer Sicherheit sehnen auch Sie sich nach dieser transformierenden Kraft sexueller Vereinigung und Erlösung. Ihr Bedürfnis nach sexueller Vereinigung und Intimität sowie Ihr spirituelles Verlangen, sich vorübergehend eins mit einem anderen Menschen zu fühlen, drängen Sie zu dieser höchst erregenden und gleichzeitig beängstigenden Begegnung und Erfahrung, die auf Sie zukommt, wenn Sie Ihren neuen Partner finden.

Sind Sie bereit für diese transformierende Erfahrung, nach der Sie sich sehnen? Sind Sie bereit, alle alten Befürchtungen außer Acht zu lassen, in die wahre Erregung hineinzuatmen und diese Ebene der Intimität mit Ihrem auserwählten Partner zu erkunden? Halten Sie inne und konzentrieren Sie sich auf Ihre Atmung ... Ihr Herz ... und spüren Sie Ihr sexuelles Verlangen ... Ihr Verlangen nach tiefer Heilung und Erfüllung, die der Orgasmus mit sich bringt. Halten Sie ein paar Augenblicke lang inne ... erlauben Sie Ihrem Geist, ruhig zu werden ... erleben Sie das Gefühl gespannter Erwartung ... und seien Sie offen für eine neue Erfahrung ...

Halten Sie inne ... atmen Sie ... denken Sie nach ... erleben Sie

Die Aufregung kontrollieren

Wir sind alle süchtig nach dem Gefühl sexueller Erregung, da buchstäblich jede Zelle in unserem Körper in diesem Zustand mit einem komplexen Hormoncocktail überschüttet wird. Wir sehnen uns nach der Transformation unseres Körpers, der sich auf das Erlebnis des Orgasmus ausrichtet. Wir können uns glücklich schätzen, dass wir mit dieser angenehmen Lustreaktion ausgestattet sind, die bei sexueller Erregung jedes Mal in Gang gesetzt wird. Wir müssen lediglich darauf achten, uns dieser

Glücksreaktion nur dann hinzugeben, wenn es angemessen ist, und uns nicht von Ängsten vereinnahmen zu lassen, die unsere Reaktion mit negativen Gedanken und Emotionen belasten und unsere Fähigkeit beeinträchtigen, uns dem sexuellen Vergnügen hinzugeben.

Was können Sie tun, um die sexuelle Lust zu genießen und Angstreaktionen zu minimieren? Ich werde Ihnen zeigen, was bei den meisten Menschen gut funktioniert und wie Sie es in Ihrem Leben umsetzen können. Gehen Sie die folgende Liste in den nächsten Tagen und Wochen immer wieder durch, wenn Sie beim Gedanken an Ihren neuen Partner zu aufgeregt und ängstlich sind.

Die Aufregung kontrollieren – erster Schritt: die Atmung verändern

Die Art und Weise, wie Sie in jedem Moment atmen, beeinflusst das Maß Ihrer Aufregung unmittelbar. Wenn Sie aufgeregt sind, atmen Sie stark ein, halten den Atem an und atmen dann flach wieder aus. Dieses Atemmuster befördert viel Sauerstoff ins Gehirn und in den Körper, was in Ordnung ist, wenn Sie körperlich aktiv sind und den Sauerstoff verbrennen, zum Beispiel beim Liebesakt. Aber wenn Sie lange vor dem sexuellen Akt aufgeregt atmen, wird Ihnen davon schwindlig und Sie fühlen sich schwach und unwohl. Angst wird durch die Einatmung ausgedrückt. Sie atmen ein, wenn Sie sich erschrecken. Kraft und Zuversicht kommen durch die Ausatmung zum Ausdruck. Sie atmen beispielsweise langsam aus, wenn Sie Kraft benötigen, um einen schweren Gegenstand an einen anderen Ort zu schieben.

Die Lösung

Angstgefühle vor dem Liebesakt lassen sich am besten durch die Ausatmung reduzieren. Lernen Sie, bewusst Ihre Atmung zu kontrollieren, indem Sie gezielt tief ausatmen, und wenn Sie völlig ausgeatmet haben, den Atem kurz anhalten. Atmen Sie dann sanft wieder ein, ohne nach der Einatmung den Atem anzuhalten. Immer wenn Sie Angst haben oder sich schwach fühlen, sollten Sie sich auf Ihre Ausatmung konzentrieren, um die Sauerstoffaufnahme zu reduzieren und das Kraftgefühl tief in Ihrem Bauch zu stärken.

Die Aufregung kontrollieren – zweiter Schritt: das Selbstbild verbessern

Ihre tief verwurzelte Einstellung zu Ihrer eigenen Sexualität kann eine unerwünschte Aufregung hervorrufen, die mit einer zu großen Angst verknüpft ist. Wir haben bereits an diesem Punkt gearbeitet, und Sie werden feststellen, dass die grundlegende Anziehungsmeditation Ihnen in diesem Bereich weiterhin neue Erkenntnisse und emotionale Heilung bringen wird. Wenn Sie zu sich selbst sagen: »Ich liebe mich, so, wie ich bin«, sollten Sie genau darauf achten, ob Sie Ihr Äußeres annehmen oder ob Sie befürchten, nicht gut genug auszusehen, um Ihren Partner anzuziehen. Aufregung kann sich schnell in Befangenheit verwandeln, wenn negative Gedanken auftauchen, die Ihnen sagen, dass Sie nicht sexy genug aussehen und auf Ablehnung stoßen werden, wenn es zu der ersehnten Begegnung kommt.

Die Lösung

Um sich von Ihren tief verwurzelten Vorstellungen zu lösen, die Ihre Herzensjagd mit Angst, Nervosität und Sorgen sabotieren, sollten Sie regelmäßig über Ihr Selbstbild meditieren und es verbessern, so dass Sie sich sexy und attraktiv fühlen (die genaue Beschreibung dieser Meditation finden Sie auf Seite 90ff.). Seien Sie sich selbst der beste Freund, damit Sie fest in Ihrer eigenen Liebe verankert sind, egal, wie Ihre Jagd ausgehen wird. Widmen Sie sich darüber hinaus immer wieder dem Prozess, Ihre Gedanken zu beruhigen.

Die Aufregung kontrollieren – dritter Schritt: die Sorgen loslassen

Aufregung entsteht aufgrund einer Ausrichtung auf die Zukunft. Schließlich kommen all unsere Sorgen daher, dass wir befürchten, irgendetwas Schlechtes könnte uns in der Zukunft passieren, und genau das erzeugt Angst. Viele Menschen werden ängstlich, wenn Sie sich vorstellen, welche schlimmen Dinge auf der Jagd nach Ihrem Partner passieren könnten. Das sind unnötige mentale Prozesse, die sich steuern lassen. Wenn Sie erkennen, dass Sie sich durch Ihre Gedanken beunruhigen, können Sie sich wieder auf den gegenwärtigen Moment ausrichten, in dem Ihre Suche ein Vergnügen sein kann und Sie zum Erfolg führen wird.

Die Lösung

Sie haben bereits daran gearbeitet, Ihren Geist zu steuern, um stärker im gegenwärtigen Moment und weniger in der Vergangenheit und der Zukunft zu leben. Der grundlegende mentale Prozess, bei dem Sie Ihre Aufmerksamkeit auf die Atmung, Ihr Herz und die Präsenz Ihres gesamten Körpers verlagern, befreit Sie von beunruhigenden Gedanken.

Die Aufregung kontrollieren – vierter Schritt: sich nicht auf Ergebnisse fixieren

Wie wir im vorigen Kapitel gesehen haben, wird man unsicher und ängstlich, wenn man sich zu stark auf Ergebnisse konzentriert. Wenn man davon ausgeht, dass sich alles so entwickelt, wie man es sich in seiner Vorstellung ausgemalt hat, wird man nervös, wenn es anders kommt als erwartet.

Die Lösung

Zunächst sollten Sie Ihre Gedanken beobachten und erkennen, dass Sie von der Zukunft ein bestimmtes Resultat erwarten. Dann können Sie sich entscheiden, sich von Ihren Erwartungen zu lösen, und sich dem hingeben, was kommen mag. Das erfordert ein großes Maß an Vertrauen: Sie vertrauen der natürlichen Entwicklung des Lebens und gleichen Ihre Erwartungen jeweils daran an. Der Schlüssel ist, sich so wohl zu fühlen und so zufrieden zu sein, dass Sie nicht verzweifelt auf ein bestimmtes Ergebnis warten müssen. Sie werden dieses Gefühl der inneren Zufriedenheit erreichen, wenn Sie die Anziehungsmeditation regelmäßig durchführen.

Steigern Sie Ihr Energieniveau

Im Folgenden finden Sie einige Vorschläge, wie Sie die innere Anspannung reduzieren können, die Ihre Herzensjagd möglicherweise begleitet. Mit ihrer Hilfe können Sie Ihr hohes Energieniveau aufrechterhalten und sorgen gleichzeitig dafür, dass sich nicht zu viel Energie anstaut.

Gehen Sie zum Tanzen

Ich empfehle Ihnen, regelmäßig zum Tanzen zu gehen. Dabei ist es egal, wohin Sie gehen, solange Sie sich sicher fühlen und es Ihnen Spaß macht. Sie können auch allein bei sich zu Hause tanzen. Spüren Sie Ihre Energien, die beim Tanzen zu fließen beginnen.

Laufen, laufen, laufen

Je fitter Sie sind, desto mehr Energie haben Sie für die Herzensjagd. Ob Sie nun täglich joggen, einen strammen Spaziergang machen, Fußball spielen oder zum Schwimmen gehen, Sie sollten sich bewegen, so dass Ihr Herz heftig pocht und Sie kräftig atmen müssen. Sie werden feststellen, dass Ihr Selbstbild sich bei diesem Prozess verbessert, dass Sie sich attraktiver und insgesamt stärker und präsenter fühlen.

Machen Sie Fantasiepausen

Sie können Ihre Leidenschaft fördern, indem Sie regelmäßige Fantasiepausen einlegen. Dafür setzen oder legen Sie sich fünf bis zehn Minuten hin, etwa nach einer Mahlzeit, kurz vor dem Einschlafen oder wann immer Sie möchten. Verlieren Sie sich in einem Tagtraum von einer Liebesbegegnung. Bringen Sie all Ihre Vorstellungen ein, was Sie mit Ihrer neuen Liebe erleben könnten. Bewerten Sie Ihre Fantasien nicht, damit Sie Ihre verborgenen Wünsche entdecken können.

Sich die Begegnung vorstellen

Sie verfügen nun über das nötige Rüstzeug, um die Begegnung mit Ihrem Wunschpartner herbeizuführen. Ich möchte Ihnen zum Abschluss noch eine weitere Vorbereitungstechnik vorstellen, die Sie jeden Tag durchführen können, wenn Sie möchten. Damit fördern Sie Ihre Bereitschaft für neue Begegnungen und erkennen, in welchem Bereich Sie für die neue Liebe bereit sind und in welchem Bereich Sie sich zusätzlich vorbereiten müssen. Seien Sie bei dieser Fantasiemeditation stets offen für eine neue Erfahrung und lassen Sie Erkenntnisse, Heilung und Liebe zu.

Setzen oder legen Sie sich bequem hin ... richten Sie Ihre Aufmerksamkeit auf Ihren Atem ... strecken Sie sich und gähnen Sie, wenn Sie möchten ... spüren Sie, wie die Luft durch Ihre Nase ein- und ausströmt ... dehnen Sie Ihre Aufmerksamkeit aus, um auch die Bewegungen in Brust und Bauch wahrzunehmen, während Sie atmen ... und öffnen Sie sich dafür, die Gefühle in Ihrem Herzen zu spüren ... richten Sie Ihre Aufmerksamkeit dann auf Ihr Verlangen nach sexueller Liebe ...

Während Ihre Atemzüge ohne Anstrengung kommen und gehen, stellen Sie sich vor, dass Sie irgendwo draußen sind ... dass Sie umherspazieren ... oder irgendwo sitzen ... überlegen Sie, wo Sie jetzt gerne wären, und stellen Sie sich vor, dort zu sein und zu tun, was immer Sie gerne tun möchten ... lassen Sie zu, dass Sie sich in Ihrem Körper wohl fühlen ... Ihr Atem geht frei ... Sie sind mit sich zufrieden ... und gleichzeitig beobachten Sie die Welt um sich herum, aufmerksam wie immer, um vielleicht Ihrem neuen Partner zu begegnen ...

Sie fühlen sich sexy in Ihrem Körper ... Sie mögen sich, so wie Sie sind ... Sie spüren den Strom großer Liebe ... Sie sind offen für das, was geschieht, was immer es sein mag ... das Leben ist gut ... und während Sie die Zeit weiter verstreichen lassen, bewegen Sie sich, wie Sie gerne möchten ... plötzlich stellen Sie fest, dass Sie jemanden ansehen ... und dieser Mensch sieht Sie an ... Sie wenden den Blick ab – dann sehen Sie diesen Menschen erneut an ... Sie spüren, wie Ihre Atmung vor Aufregung stockt ... alle Gedanken fallen von Ihnen ab ... es gibt nichts außer Ihnen – und diesem Menschen, der Sie ansieht ...

Beobachten Sie nun, was geschieht, während sich die lang ersehnte Begegnung weiterentwickelt ... lassen Sie geschehen ... genießen Sie das Erlebnis – bleiben Sie in Ihrem eigenen Zentrum und lassen Sie sich auf eine entspannte und gleichzeitig aufregende neue Beziehung ein ...

Halten Sie inne ... atmen Sie ... denken Sie nach ... erleben Sie

Die reife, bedingungslose Liebe

So Gott will, steuern Sie nun geradewegs auf die Verwirklichung Ihres Traums, die Begegnung mit der neuen Liebe Ihres Lebens zu. Wann es geschehen wird, bestimmen Kräfte, die außerhalb Ihrer Kontrolle liegen, aber Ihre Absicht und Willenskraft, Ihre Sehnsüchte und Vorbereitungen, Ihr aktives Aussenden und Empfangen machen Ihnen das Schicksal sehr gewogen. In diesem Kapitel möchte ich über den Moment der Begegnung sprechen sowie über die Momente danach.

Beim Schreiben dieses Kapitels erinnerte ich mich an die wichtigsten und schönsten Beziehungen, die ich in meinem Leben erleben durfte. Ich möchte Sie dazu auffordern, das Gleiche zu tun. Durchleben Sie all die tiefen Herzensbegegnungen, die Sie bereits hatten, erneut. Überlegen Sie, wie Sie zustande kamen, wie Sie reagiert haben, wie die Beziehungen Sie berührten und welchen Einfluss sie langfristig gesehen auf Ihr Leben hatten.

Neue Liebe kann nur dann in unsere Herzen gelangen, wenn wir dort einen Platz dafür vorbereitet haben. Viele Menschen sind einsam, weil sie in ihrem Herzen noch keinen Platz für jemanden geschaffen haben, obwohl sie sich so stark nach einem Partner sehnen. Wenn wir uns in einen anderen Menschen verlieben, heißen wir ihn in unserem Herzen willkommen. Und um in unserem Herzen Platz für eine neue Person zu haben, müssen zunächst bestimmte Dinge geschehen.

In meinem eigenen Leben unterscheide ich zwischen den vielen Menschen, mit denen ich im Laufe der Jahre eine schöne Beziehung hatte, und den relativ wenigen, bei denen etwas geschah, das von Dauer war. Wenn ich mich wirklich verliebte oder mit einem Menschen eine tiefe Freundschaft einging, verlor ich das besondere Gefühl, im Herzen des anderen zu sein und seine liebende Präsenz in meinem Herzen zu haben, niemals wieder. Ich kann an diesen Menschen denken, selbst wenn ich ihn 40 Jahre lang nicht gesehen habe, und ihn augenblicklich in meinem Herzen spüren. Wahre Liebe währt auf dieser Ebene in der Tat ewig, und das ist es, was die Liebe so erstaunlich macht. Sie überwindet zweifellos Raum und Zeit und besteht in unserem Leben fort.

Ich erinnere mich an das erste Mädchen, das mein Herz eroberte. Ich war elf Jahre alt und nahm gerade an einem Jugendlager teil, das von der Kirche organisiert worden war. Ich war ein schüchterner Junge, aber gleichzeitig spürte ich in diesem Sommer ein starkes neues Gefühl: die Sehnsucht nach einer romantischen Liebe. Ich war gerade im Schwimmbecken, drehte ohne jegliche Vorahnung meinen Kopf, da begegnete mein Blick plötzlich den sanften blauen Augen eines blonden Mädchens, das zirka zehn Meter von mir entfernt war – und da geschah es. Es haute mich um. Ich konnte nicht atmen. Irgendetwas geschah zum ersten Mal mit mir, so dass ich beinahe ohnmächtig wurde.

Wir starrten uns gegenseitig an, verloren in Raum und Zeit, bis jemand gegen mich stieß und sie verschwand. Ich sah sie später im Speisesaal wieder und war so schüchtern, dass ich sie kaum ansehen konnte. Sie war genauso schüchtern, und so verging die ganze Woche, ohne dass wir ein einziges Wort miteinander sprachen, obwohl wir völlig gebannt voneinander waren. Ich habe dieses Mädchen nie wieder gesehen, aber sie lebt so stark in meinem Herzen weiter, dass ich jede Woche ein paar Minuten damit verbringe, sie einfach in meinem Herzen zu spüren. Wo sie auch immer sein mag ... sie ist ein Teil von mir.

Was geschah und wie empfinden Sie, wenn Sie heute an Ihre erste Herzensbegegnung, die erste Liebe Ihres Lebens denken? Lebt diese Person noch in Ihrem Herzen? Nehmen Sie sich etwas Zeit, um sich zu erinnern ... durchleben Sie es erneut ... und spüren Sie diese Person in Ihrem Herzen ...

Halten Sie inne ... atmen Sie ... denken Sie nach ... erleben Sie

Wenn Partner kommen ... und wieder gehen

Ich studierte an der Universität von Princeton, an der es damals nur männliche Studenten gab. Und was die Liebe betraf, war ich die meiste Zeit ziemlich einsam. Das Mädchen, mit dem ich mich für das Wochenende verabredet hatte, sagte mir kurzfristig ab. Doch mein Mitbewohner bekam überraschend Besuch von seiner Schwester aus Seattle sowie einer Freundin von ihr und fragte mich, ob ich ihm den Gefallen tun würde, mit ihr auszugehen. Ich erinnere mich an den Moment, als ich Ja sagte. Ich hatte schreckliche Erfahrungen mit solchen Verabredungen gemacht und wollte eigentlich nach New York fahren, um mir ein Theaterstück anzusehen. Mein Verstand sagte daher Nein, aber mein Mund sagte Ja.

Am nächsten Nachmittag gab ich einer wunderbaren jungen Frau die Hand, sah in ihre Augen – und es war Liebe auf den ersten Blick. Es schloss sich eine intensive Liebesbeziehung an, bis wir schließlich heirateten und einen Sohn bekamen. Und obwohl die Beziehung ein paar Jahre später zerbrach, da wir in vielerlei Hinsicht so unterschiedlich waren und uns in gänzlich auseinander strebende Richtungen entwickelten, ist diese Liebe natürlich für immer in meinem Herzen.

Ich erzähle Ihnen diese persönlichen Geschichten, da es mir wichtig ist zu zeigen, dass selbst Liebesbeziehungen, die nicht ewig halten, uns immer noch etwas geben, wenn wir zulassen, dass die andere Person in unserem Herzen weiterlebt. Wir können das Schicksal nicht beeinflussen und wissen nicht, ob wir nur kurz oder für immer mit jemandem zusammen sein werden. Aber wir können die Liebe für diesen Menschen, der uns in der Vergangenheit so nah war, in unserem Herzen bewahren. Und jedes Mal, wenn wir uns verlieben, wenn wir uns nicht auf den Ausgang der Beziehung fixieren und den anderen wahrlich und ohne Besitzanspruch lieben, empfangen wir ein Geschenk von diesem Menschen, das eine entscheidende Bedeutung für unsere spirituelle Entwicklung sowie für unsere Entwicklung in der Liebe hat. Und selbst wenn wir in der U-Bahn plötzlich dem

Blick eines anderen Menschen begegnen und nur zehn Sekunden lang völlige Einheit und Anziehung erleben – und diesen Menschen danach nie wieder sehen –, empfangen wir das ewige Geschenk, im Herzen von der Liebe berührt zu werden. Darum geht es im Leben: andere an unserer Liebe teilhaben, sie unsere Liebe im Herzen spüren zu lassen ... und zuzulassen, dass das Leben sich ungehindert entfaltet.

Wir können nur dann stark genug sein, die Liebe kommen und gehen zu lassen, ohne unser Lebensglück von diesem Menschen abhängig zu machen, wenn wir unser Herz vorbereitet haben und uns selbst der beste Freund geworden sind. Aus diesem Grund erwähne ich immer wieder, wie wichtig es ist, eine tägliche Meditation durchzuführen, in der Sie die Liebe und Akzeptanz sich selbst gegenüber fördern. So gehen Sie mit einer inneren Zufriedenheit in die Welt hinaus, noch bevor Sie sich verlieben. Sie können sich als Individuum »ganz« fühlen und Ihr Herz trotzdem für die Liebe öffnen. Wir leben in einer zweihundertprozentigen Welt – Sie können für sich allein zu 100 Prozent vollkommen sein und einem anderen Menschen weitere 100 Prozent anbieten. Diese Dynamik ist die Basis für eine reife, bedingungslose Liebe.

Nehmen Sie sich nun etwas Zeit, um darüber nachzudenken, welche Fortschritte Sie dabei gemacht haben, Ihr bester Freund zu werden. Sind Sie bereit, einen neuen Menschen in Ihr Herz zu lassen und sich trotzdem nicht auf den Ausgang der Beziehung zu fixieren? Können Sie jemandem im gegenwärtigen Moment Liebe zuteil werden lassen, ohne Angst davor zu haben, diesen Menschen in der Zukunft zu verlieren? Sind Sie bereit, eine neue sexuelle Bindung einzugehen, in der Vertrauen und Zuversicht die Beziehung aufrechterhalten, in der das Versprechen ewiger Freundschaft Sie beide befreit, so dass die Beziehung sich auf natürliche Weise entwickeln kann? Nehmen Sie sich Zeit, um zu atmen ... schwingen Sie sich auf Ihr Herz ein ... und beobachten Sie, welche Erkenntnisse und innere Erfahrungen nun zu Ihnen kommen ...

Halten Sie inne ... atmen Sie ... denken Sie nach ... erleben Sie

Sind Sie bereit für eine dauerhafte Partnerschaft?

Nachdem wir uns damit beschäftigt haben, wie wichtig es ist, sich nicht auf den Ausgang einer Beziehung zu fixieren, möchte ich mich nun genau auf das Gegenteil konzentrieren. Obwohl die meisten Menschen einige, ja vielleicht zehn oder zwanzig kürzere Beziehungen haben, bevor sie schließlich eine dauerhafte Bindung eingehen, drängt unser natürlicher Instinkt uns dazu, einen Menschen zu finden, mit dem wir den Rest unseres Lebens verbringen und vielleicht Kinder haben können.

Bei Ihrer täglichen Meditation denken Sie regelmäßig darüber nach, welche Beziehung Ihr Herz sich im Moment wünscht. Sind Sie noch in der Probierphase und genießen kurze Affären und Liebesbeziehungen, ohne bereits für eine dauerhafte Partnerschaft bereit zu sein? Oder sind Sie an einem Punkt angekommen, an dem Sie keine Zeit mehr für flüchtige Beziehungen haben? Sind Sie mittlerweile entschlossen, Ihren Lebenspartner zu finden?

Als meine zweite Ehe zu einem einvernehmlichen, aber unvermeidbaren Ende kam, war ich 32 Jahre alt und immer noch ein wilder junger Kerl. Ich verbrachte einige Jahre mit Reisen, lebte zu Forschungszwecken bei Eingeborenen, arbeitete auf der Farm meiner Familie und genoss es, wieder ungebunden und unterwegs zu sein. Aber dann geschah etwas: Zum ersten Mal verspürte ich eine mir bisher unbekannte Sehnsucht im Herzen. Ich interessierte mich nicht mehr so stark für Beziehungen, die ich als oberflächlich empfand. In mir entstand die Sehnsucht, sesshaft zu werden und den Rest meines Lebens mit einer Frau zu verbringen.

Einige Monate lang konnte ich nicht glauben, was ich empfand. Ich musste mir eingestehen, dass ich bisher nicht bereit für die Rolle als Vater und dauerhafter Partner gewesen war. Mit Ende 20 war ich eigentlich noch immer ein Kind gewesen. Und obwohl ich mich in zwei Ehen gestürzt hatte, war ich nicht für diese Form von Hingabe bereit gewesen. Während meiner täglichen Meditationen verabschiedete ich mich von meinem bisherigen Selbstbild des jungen, unabhängigen Kerls und entdeckte eine neue Identität, die sich immer stärker zu entwickeln begann. Ich fühlte mich reifer und bereit für die Erfahrung, Vater und Ernährer einer Familie zu sein. Frauen, die das noch nicht wollten, interessierten mich nicht mehr.

Um meinem Gefühl Ausdruck zu verleihen, dass eine neue Phase in meinem Leben begann, zog ich nach Europa und fing an, in Westberlin zu arbeiten. Zudem leitete ich in fünf anderen Städten Wochenendseminare und Gruppen. Es lag viel Liebe in der Luft, und ich begegnete einer Reihe wunderbarer Frauen, bei denen ich den Moment des plötzlichen Erkennens erlebte. Aber mir wurde im Herzen immer klarer, dass ich allein bleiben wollte, bis ich die besondere Frau traf, mit der ich Kinder haben und den Rest meines Lebens verbringen wollte.

Ich habe keine Ahnung, ob Sie sich gerade an einem Punkt in Ihrem Leben befinden, an dem Sie sich nach jemandem sehnen, mit dem Sie eine Familie gründen und den Rest Ihres Lebens verbringen möchten. Sie werden das in Ihren Meditationen erkennen. Und wenn Sie sich eine solche Beziehung wünschen, werden Sie diese Intention ausstrahlen und einen ähnlich gesinnten Partner anziehen. Das heißt, obwohl Sie anderen Menschen begegnen, bei denen Sie den Moment des plötzlichen Erkennens erleben, reagieren Sie nicht darauf, es sei denn, Sie spüren, dass Sie jemanden gefunden haben, bei dem Ihre tiefe Sehnsucht nach einem dauerhaften Partner auf Resonanz stößt. Am wichtigsten ist es, dass Sie ehrlich sind. Ehrlich sich selbst gegenüber und ehrlich zu den Menschen, denen Sie begegnen.

Halten Sie kurz inne, um sich auf Ihre Atmung einzuschwingen … auf Ihre Gefühle … und denken Sie über die Art von Beziehung nach, die Sie entstehen lassen möchten. Genießen Sie es, abenteuerlustig zu sein und sich auf Beziehungen einzulassen, ohne unbedingt eine dauerhafte Partnerschaft anzusteuern? Oder sind Sie bereit für eine dauerhafte Beziehung – vielleicht sogar mit Ihrem Lebenspartner?

Halten Sie inne … atmen Sie … denken Sie nach … erleben Sie

Teil drei

Das neue Liebesleben gestalten

Unabhängig in liebender Beziehung

Ab dem Moment, in dem Sie Ihrem neuen Partner begegnen, stehen Sie vor einer großen Herausforderung, von der in hohem Maße abhängt, wie sich Ihre Beziehung entwickeln wird. Wir haben bereits über den Unterschied zwischen dem Sich-Anklammern an den Partner und der reifen Liebe gesprochen, bei der man sich sein unabhängiges Zentrum bewahrt, selbst wenn man eine tiefe Verbindung zum Partner aufbaut.

Ich verurteile die unreife Liebe wie etwa die Jugendschwärmerei nicht, denn wir alle machen eine solche Phase im Leben durch. Sie sollten aber erkennen, dass es zu Ihrem Vorteil ist, wenn Sie sich nicht an Ihren Partner klammern. Solange Sie sich klar darauf ausrichten, sich Ihr unabhängiges Zentrum im Herzen zu bewahren, können Sie sich vollkommen auf die sexuelle Leidenschaft und tiefe Liebesgefühle einlassen.

Wichtig ist hierbei, Ihre Gedanken zu beobachten, wenn Sie sich verlieben. Wenn Sie beispielsweise denken: »Ich kann ohne diesen Menschen nicht leben«, und Angst davor haben, Ihren Partner zu verlieren, können Sie diesen Gedanken aktiv entgegenwirken. Stellen Sie sich einfach die folgende Frage: »Ist es wirklich so, dass ich ohne diesen Menschen nicht leben kann?«

Natürlich fühlen Sie sich gut, weil Sie mit diesem Menschen zusammen sind, und natürlich trägt er dazu bei, dass Sie sich erfüllt und ganz fühlen, aber wenn Sie sich das Gefühl bewahrt haben, sich selbst der beste Freund zu sein, wissen Sie, dass Sie in der Tat ohne ihn überleben und sogar gut zurechtkommen können. Dieser Mensch ist nicht Ihre Mama, und Sie sind kein abhängiges Kind. Sie sind unabhängig und erwachsen, und es gibt viele Menschen da draußen, die mit Ihnen zusammenkommen und Ihre Liebessehnsüchte erfüllen können.

Wenn Sie bereit für eine reife Beziehung zwischen zwei Erwachsenen sind, dann wird der Mensch, zu dem Sie sich hingezogen fühlen und der sich zu Ihnen hingezogen fühlt, wahrscheinlich grundsätzlich ähnlich empfinden wie Sie. Das ist die gute Nachricht. Sie sollten in einem frühen Stadium der Beziehung offen darüber sprechen. Bringen Sie Ihren Wunsch nach einer Liebe zum Ausdruck, die nicht Besitz ergreifend ist. Bringen Sie in Erfahrung, ob der andere eine ähnliche Einstellung hat. Wenn das nicht der Fall ist, sollten Sie stark genug sein, die Beziehung zu beenden. Seien Sie sich in dieser Hinsicht der beste Freund und wählen Sie einen Partner, der ebenfalls eine reife Beziehung sucht.

Eine Beziehung funktioniert dann am besten, wenn beide Partner in Bezug auf die wichtigsten Dinge im Leben eine ähnliche Einstellung haben. Wenn Sie mit jemandem zusammen sind, der will, dass Sie anders denken und sich anders verhalten, als Sie es tun, dann sollten Sie sich nicht zu stark auf ihn einlassen, auch wenn es schwer ist. Denn wenn Sie versuchen, dem anderen alles recht zu machen, verlieren Sie Ihr eigenes Zentrum sowie das Gefühl dafür, wer Sie sind.

Auf der Herzensjagd werden Sie einigen Menschen begegnen, die sich für Sie interessieren. Sie haben sich auf die Liebe vorbereitet und sind bereit dafür, daher sind Sie attraktiv. Das bedeutet, Sie haben in der Tat die Wahl und können sich Zeit nehmen, um eine Reihe von Menschen kennen zu lernen, die Sie anziehend finden. Aufgrund Ihrer guten Vorbereitung lieben Sie sich selbst und fühlen sich wohl in Ihrer Haut. Sie können sich trotz großer Leidenschaft entspannen und Ihre Aufmerksamkeit darauf richten, was in Ihrer neuen Liebesbeziehung geschieht.

Und auch hier gilt Folgendes: Bewahren Sie sich Ihr eigenes Zentrum und seien Sie sich selbst der beste Freund, denn dann werden Sie wahrscheinlich jemanden anziehen, bei dem das genauso ist, und können mit ihm zusammen das Leben und die Liebe erkunden. Wenn Sie schon zu Beginn der neuen Beziehung regelmäßig innehalten und sich dessen bewusst werden, können Sie stets entscheiden, ob Sie sich tiefer darauf einlassen oder sich zurückziehen sollten.

Attraktiv für den Partner bleiben

Wenn Sie Ihre wahre Liebe finden, sollten Sie dies als Beginn und nicht etwa als das Ende Ihres Reflexionsprozesses sehen. Durch die manchmal sanften, manchmal wilden Wasser einer Liebesbeziehung zu steuern kann viel einfacher und angenehmer sein, wenn Sie sich täglich eine halbe Stunde zur Meditation zurückziehen (oder zehn Minuten, wenn Sie nicht mehr Zeit haben). Dabei schwingen Sie sich auf Ihr Inneres ein, betrachten Ihr Herz und stellen eine Verbindung zur tieferen Quelle der Weisheit, Führung und Liebe her.

Ich empfehle Ihnen daher, Ihre tägliche Meditation fortzusetzen, auch wenn Sie einen Partner gefunden haben. Falls Ihr Partner Ihr Bedürfnis nach innerer Einkehr nicht respektiert, sollten Sie darüber nachdenken, ob Sie mit dem richtigen Menschen zusammen sind. Das Gleiche gilt auch umgekehrt. Sie sollten Ihrem neuen Partner ebenfalls gestatten, dass er sich hin und wieder zurückzieht. Wenn zwei Liebende zu stark aneinander kleben, erstickt die Beziehung daran. Regelmäßiger Abstand voneinander schafft dagegen Raum zum Atmen.

Wenn zwei Menschen sich ineinander verlieben, geschieht häufig Folgendes: Sie verlieben sich anfangs gerade in die Einzigartigkeit des anderen. Aber wenn sie ihre Einzigartigkeit nicht aufrechterhalten und sich beide Persönlichkeiten im Laufe der Zeit verlieren, wird es mit der Leidenschaft irgendwann vorbei sein, da die Polarität der beiden Individuen nicht mehr existiert. Daher sollten Sie Ihre eigene persönliche Präsenz mithilfe der Meditation fördern sowie mithilfe anderer Aktivitäten, denen Sie getrennt vom Partner nachgehen.

Durch den regelmäßigen Abstand vom Partner können Sie Ihre Batterien wieder aufladen, so dass Sie sich beim Wiedersehen erneut stark voneinander angezogen fühlen. Vor allem bei der Meditation lässt sich Ihre emotionale Energie schnell wieder aufladen. Während Sie eine Verbindung zu Ihrer höheren Weisheit und kreativen Quelle herstellen, sorgen Sie dafür, dass Sie attraktiv bleiben – und Ihre Beziehung wird sich großartig entwickeln.

Die Beziehungsmeditation

Ich möchte Ihnen nun eine einfache Meditation vorstellen. Sie verbindet das bereits Gelernte mit neuen Dimensionen, um Sie in Ihrer neuen Beziehung zu unterstützen.

Sorgen Sie dafür, dass Sie sich wohl in Ihrem Körper fühlen … strecken Sie sich intensiv, wenn Sie möchten, gähnen Sie … gestatten Sie Ihrem Körper, sich so zu bewegen, wie er möchte, um Verspannungen abzubauen. Schwingen Sie sich auf die Luft ein, die durch Ihre Nase ein- und ausströmt … dehnen Sie Ihre Aufmerksamkeit auf die Bewegungen in Brust und Bauch aus, während Sie atmen … und erweitern Sie Ihr Bewusstsein sanft, um auch die Gefühle in Ihrem Herzen wahrzunehmen, inmitten Ihrer Atmung. Akzeptieren Sie die Gefühle, die Sie jetzt vorfinden, egal, wie sie aussehen mögen, atmen Sie in sie hinein, erlauben Sie den Gefühlen, sich mit jedem neuen Atemzug zu verändern …

Dehnen Sie Ihre Aufmerksamkeit erneut aus, um Ihren ganzen Körper wahrzunehmen, hier in diesem gegenwärtigen Moment. Nehmen Sie Ihre Zehen wahr … Ihre Hände … Ihren Hals … Ihr Becken … Ihre Knie … Ihren Bauch … erlauben Sie Ihrer Aufmerksamkeit, sich in Ihrem Körper zu bewegen und Orte zu finden, die sich im Moment besonders gut anfühlen … genießen Sie die angenehmen Empfindungen, auf die Sie stoßen … bewegen Sie sich so, wie Sie gerne möchten, damit sich dieses Wohlgefühl ausbreiten kann …

Konzentrieren Sie sich nun wieder auf Ihre Atmung … öffnen Sie sich noch mehr für die Gefühle in Ihrem Herzen … und beginnen Sie, an jemanden zu denken, den Sie lieben. Lassen Sie die Liebe zu diesem Menschen Ihr Herz erfüllen, während Sie Ihre Aufmerksamkeit auf ihn richten, wo immer er auch sein mag – er wird Ihre Anziehungskraft spüren, wenn Sie diese auf ihn richten … er kann Ihre Liebe spüren … genießen Sie diese Herzensverbindung …

Schalten Sie nun in Ihrem Herzen in den Empfangsmodus um, so dass Sie die Liebe spüren, die dieser Mensch für Sie empfindet … öffnen Sie Ihr Herz und lassen Sie seine Liebe herein …

Öffnen Sie Ihr Herz nun noch mehr ... und lassen Sie all die reine spirituelle Liebe des Universums in Ihr Herz strömen ... seien Sie mit jedem neuen Atemzug offen dafür, noch mehr Liebe zu empfangen, bis Ihr ganzes Herz und Wesen sich mit Liebe erfüllt ... entspannen Sie sich und genießen Sie dieses pulsierende liebende Gefühl ...

Und nun kehren Sie mit Ihrer Aufmerksamkeit sanft wieder zu Ihren Atemzügen zurück, die kommen und gehen ... und sprechen Sie die folgenden Fokussätze aus, die neue Erfahrungen in Ihrem Herz, Ihrem Geist und Ihrer Seele auslösen werden ...

»Ich bin bereit dafür, alte emotionale Wunden heilen zu lassen.«

»Ich akzeptiere und liebe mich, so, wie ich bin.«

»Mein Herz ist offen dafür, emotionale Heilung und Liebe zu empfangen.«

»Ich bin ein schönes, kraftvolles sexuelles Wesen.«

»Ich bin offen für die Führung meiner tieferen spirituellen Quelle.«

»Ich kann ohne meinen Partner glücklich sein, wenn ich das möchte.«

»Ich akzeptiere, wer mein Partner ist, ohne ihn zu beurteilen.«

»Ich löse mich von Hemmungen ... ich bin offen für Leidenschaft und Liebe.«

Und nun können Sie einfach entspannen ... bleiben Sie bei Ihren Gefühlen ... erlauben Sie Ihren Atemzügen zu kommen und zu gehen, ohne jegliche Anstrengung ... und bleiben Sie in Ihrem Herzen offen für Ihren Partner ... und während Sie Ihre neue Partnerschaft erleben und sich für eine tiefe, freudige Vereinigung öffnen, bewahren und pflegen Sie gleichzeitig Ihr eigenes inneres Zentrum.

Sie können nun so lange in der Meditation verbleiben, wie Sie möchten ... und wenn Sie bereit sind, öffnen Sie die Augen ... strecken sich und gähnen ... und setzen Ihren Tag fort.

Halten Sie inne ... atmen Sie ... denken Sie nach ... erleben Sie

Liebe, die sich frei entfalten kann

Wenn Sie eine intime Beziehung mit einem anderen Menschen eingehen, können Sie sich von kulturellen und kindlichen Prägungen vorschreiben lassen, was Sie tun müssen. Oder aber Sie entscheiden sich gemeinsam mit Ihrem Partner dafür, bewusst Ihre eigene einzigartige Beziehung aufzubauen, indem Sie sich von Ihrer inneren Weisheit und der neuen Liebe in Ihren Herzen leiten lassen. Es ist so wunderbar, wenn beide Partner erkennen, dass ihr Zusammensein einen höheren Sinn hat, dass sie gemeinsam neue Formen der Liebe und Kreativität entdecken können. Natürlich müssen wir uns unser eigenes Zentrum bewahren, aber gleichzeitig können wir unsere Herzen und Seelen miteinander verschmelzen, um etwas Neues, etwas Kraftvolles entstehen zu lassen, etwas, das gänzlich auf der universellen Kraft und Weisheit der spirituellen Liebe basiert.

Unsere größte Herausforderung ist zu lernen, wie wir jemanden lieben und gleichzeitig vollkommen freigeben können, damit er sein Leben so leben kann, wie es ihm entspricht. Nichts tötet die Leidenschaft schneller ab, als Besitz ergreifend zu sein. Und nichts entfacht sie stärker als die Freiheit.

Wenn wir den geliebten Menschen in seiner Entwicklung wirklich unterstützen wollen, müssen wir ihn gänzlich freigeben, damit er wachsen und sich entfalten kann, ohne von unseren Vorstellungen, wie er sein oder was er tun sollte, daran gehindert zu werden. Wenn wir frei kommen und gehen können, erleben wir das große Glück, dass die gemeinsame Ausrichtung uns auf natürliche Weise zusammenhält.

Das Abenteuer einer dauerhaften Partnerschaft

Ich bin fest davon überzeugt, dass es in unserer menschlichen Natur liegt, jemanden zu suchen, mit dem wir unser Leben zusammen verbringen können. Natürlich gibt es einen Teil in uns, der auf Herzensjagd bleibt, selbst nachdem wir unsere wahre Liebe gefunden haben. Wir wollen wieder ungebunden sein, um ein aufregendes sexuelles Abenteuer erleben zu können. Allerdings ist die Sehnsucht, jemanden fürs Leben zu finden, sehr stark.

Viele Jahre in einer Liebesbeziehung zu sein ist überaus lohnend. Jedes Jahr reift die Partnerschaft etwas mehr. Neue Herausforderungen entstehen, man teilt neue Erfahrungen miteinander, und die Tiefe der Beziehung erreicht stets neue Ebenen der Intimität. Manchmal beklagen Menschen sich darüber, wie langweilig ihre Ehe geworden ist, aber dieses Gefühl kann ich eigentlich nicht nachvollziehen. Mit dem gleichen Partner zusammenzubleiben wird einzig und allein dann langweilig, wenn Sie sich in der Beziehung nicht frei fühlen. Wir alle sind spirituelle Wesen. Wenn wir frei sind, um unsere unendlichen Bewusstseinsbereiche zu erkunden, langweilen wir unseren Partner mit Sicherheit nicht. Ich habe immer noch keine Ahnung, wer meine Frau Birgitta eigentlich ist. Sie wird mit den Jahren immer geheimnisvoller für mich, und wir erkunden gemeinsam unsere spirituellen Tiefen. Es ist ein so großer Segen, das Leben mit jemandem zusammen erleben zu können. Betrachtet man eine Beziehung auf diese Weise, kann die Liebe sich frei entfalten!

Halten Sie einen Moment inne, wenn Sie diesen Absatz gelesen haben. Schließen Sie die Augen, wenn Sie möchten ... und stellen Sie sich vor, wie es wäre, den Rest Ihres Lebens mit einem liebenden Partner zu verbringen, der so offen dafür ist, das Leben und die Liebe zu erkunden, wie Sie selbst ... sehnen Sie sich nach den Dimensionen der Liebe und den Erfahrungen, die im Lauf einer langjährigen Liebesbeziehung entstehen? Eine Erfahrung nach der anderen, Jahr um Jahr ...

Halten Sie inne ... atmen Sie ... denken Sie nach ... erleben Sie

Ihre Herzen singen miteinander

Es ist viel zu viel darüber gesprochen worden, wie hart Paare an ihrer Beziehung arbeiten müssen, damit sie funktioniert. Bei meiner Arbeit als Eheberater rate ich den Paaren genau das Gegenteil. Sie sollten nicht glauben, dass Sie ständig an Ihrer Beziehung arbeiten müssen, um harmonisch zusammenzuleben. Wie wir gesehen haben, können Sie dagegen Methoden des Geistestrainings erlernen und Ihren Partner so lieben, wie er ist, anstatt zu fordern, dass er sich verändert.

Wenn wir jemandem sehr nahe kommen, neigen wir dazu, unsere Nase in seine Angelegenheiten zu stecken. Da wir dem anderen so nah sind, beginnt uns einiges an ihm zu stören. Daher denken wir, er sollte sich verändern. Umgekehrt ist es das Gleiche. Wenn wir jemanden in jeder Hinsicht nah an uns herankommen lassen, können unsere Angewohnheiten und Einstellungen beginnen, ihn zu stören. An diesem Punkt versuchen Paartherapeuten den beiden Beteiligten häufig zu helfen, sich zu verändern, damit Ihre Partnerschaft harmonischer wird.

Ich verfolge dagegen einen ganz anderen Ansatz, der viel besser zu funktionieren scheint. Wenn Sie Ihrem Partner so nah sind, dass es ihn stört, wer Sie sind, sollten Sie einfach etwas mehr Abstand zwischen sich schaffen, bis Sie die richtige Entfernung zueinander haben, um miteinander auszukommen. Wir denken, wahre Liebe bedeute, sich ständig in jeder Hinsicht nah zu sein. Aber das ist in einer dauerhaften Beziehung nicht der Fall.

Im Gegenteil! Alle erfolgreichen Beziehungen basieren auf einem regelmäßigen Rhythmus, bei dem sich emotionale Nähe und Distanz abwechseln. Zu stark aneinander festzuhalten erstickt eine Partnerschaft zwangsläufig. Paare müssen vielmehr die hohe Kunst der »erfolgreichen Distanz« erlernen. Dabei akzeptieren und fördern sie den Rhythmus, der sich aus großer Nähe, Loslassen und Distanz zusammensetzt.

Zwei Herzen können ein Leben lang fröhlich miteinander singen, wenn die Freiheit, sich zeitweilig auseinander zu bewegen, in der Grunddynamik der Beziehung enthalten ist. Wenn beide Partner auch allein glücklich sind, weil sie sich selbst ebenso lieben wie den anderen, dann können sie sich regelmäßig voneinander entfernen. Dadurch fördern sie ihre dauerhafte Freundschaft und eine lebenslange Partnerschaft. Vögel im Käfig singen nicht, zumindest nicht so viel wie freie Vögel. Und wenn wir unseren Partner wirklich freigeben, ohne uns eifersüchtig an ihn zu klammern, dann können beide Herzen für immer zusammenbleiben.

Wie denken Sie darüber, nicht ständig am Partner festzuhalten und ihm nicht immer nahe zu sein? Was möchten Sie im Moment wirklich? Sehnen Sie sich nach der Nähe, die Sie mit Ihrer Mutter hatten, danach, sich völlig in der Liebe des anderen zu verlieren? Oder möchten Sie die Dynamik erlernen, die eine dauerhafte Beziehung fördert und die Flamme der Leidenschaft trotzdem am Leben erhält?

Denken Sie nun ein oder zwei Minuten darüber nach, was Sie von dem wechselnden Rhythmus halten, Ihrem neuen Partner nahe zu sein, dann nicht mehr so nahe und sich dann abermals näher zu kommen ...

Halten Sie inne ... atmen Sie ... denken Sie nach ... erleben Sie

Bewusst lieben

Mentales Training im Liebesleben anzuwenden scheint im Widerspruch zur Spontaneität des ganzen Erlebnisses zu stehen. Schließlich sollte Leidenschaft doch von allein entstehen, ohne von unserem denkenden Geist kontrolliert zu werden. Ich bin auch der Meinung, dass die Spontaneität eine zentrale Rolle in Beziehungen spielt. Die Steuerung des Geistes rückt aber dann in den Vordergrund, wenn unsere fest verwurzelten Gewohnheiten, Einstellungen und Erwartungen uns daran hindern, uns für eine tiefere Führung zu öffnen oder uns frei auszudrücken.

Bei meinem Ansatz wendet man das kognitive Werkzeug der Reflexion an, um zu entscheiden, worauf man seine Aufmerksamkeit richtet. Auf diese Weise fördert man tiefe intuitive Erfahrungen sowie eine spirituelle Führung in seinem Leben. Nirgendwo ist diese Steuerung des Geistes wichtiger als in Beziehungen. Denn wenn wir nicht aufpassen, können alte Reaktionsmuster aus der Kindheit und negative, auf Angst basierende Emotionen einer Partnerschaft sehr schaden oder sie sogar zerstören.

Die Beziehungsmeditation auf Seite 202ff. ist eine gute Hilfe, um Ihr Liebesleben zu verbessern. Ich möchte Ihnen nun einige Möglichkeiten vorgeben, über die Sie zum Abschluss dieses Abschnitts nachdenken können. Denken Sie bitte daran, dass es sich nicht unbedingt um Entweder-oder-Fragen handelt. Es sind Fokussätze, die tiefe Reflexionen und Erkenntnisse hervorrufen. Bevor Sie Ihrem Traumpartner begegnen, können Sie über diese grundlegenden Fragen nachdenken. Sie werden einen starken Einfluss auf die Entwicklung Ihrer Partnerschaft haben. Und wenn Sie Ihre wahre Liebe gefunden haben, sollten Sie erneut über diese Fragen nachdenken.

Halten Sie inne und lesen Sie jeweils eine Frage. Schließen Sie dann Ihre Augen und sprechen Sie die Frage aus. Beobachten Sie, welche Erkenntnisse Sie haben, und seien Sie offen für unerwartete Erfahrungen!

Möchten Sie Ihren neuen Partner eifersüchtig besitzen oder eine freie Beziehung mit ihm leben?

Werden Sie Ihr Zentrum an Ihren neuen Partner verlieren oder es für sich bewahren?

Möchten Sie Ihren neuen Partner so akzeptieren, wie er ist, ohne ihn zu beurteilen?

Wird Ihre neue Beziehung von einem Rhythmus aus persönlicher Nähe und Distanz geprägt sein?

***

Glauben Sie, dass Sie für eine erfolgreiche Beziehung kämpfen müssen?

Sind Sie jemand, der harmonisch mit einem anderen Menschen zusammenleben kann?

Sind Sie bereit, mit jemandem zusammenzuleben, der manchmal nicht Ihrer Meinung ist?

Werden Sie Ihrem Partner die Freiheit lassen, seiner eigenen Bestimmung zu folgen?

***

Wie sieht Ihre Vision von einer erfüllten, dauerhaften Beziehung aus?

Sind Sie in der Lage, sich in einer neuen Beziehung nicht auf den Ausgang zu fixieren?

Werden Sie weiterhin meditieren und Ihr inneres Wachstum fördern?

Möchten Sie sich in Ihrem Leben mit Herz und Geist auf die Liebe konzentrieren?

Und nun können Sie sich einfach entspannen ... schwingen Sie sich auf Ihre Atmung ein ... auf Ihr Herz ... auf Ihren ganzen Körper, hier in diesem Moment ... genießen Sie Ihre gegenwärtige Situation ... lassen Sie die Liebe Ihr Wesen erfüllen ... genießen Sie die Spannung, was wohl als Nächstes in Ihrem Leben kommen wird ... und lassen Sie zu, dass Ruhe und Zuversicht Ihren Atem beruhigen ... hier und jetzt ... lassen Sie zu, dass die Liebe Sie findet!

Halten Sie inne ... atmen Sie ... denken Sie nach ... erleben Sie

Abschließende Worte: Die Magie am Leben erhalten

Wir haben in diesem Buch viel Neues zusammen erkundet. Ich hoffe, dass Sie nun Lust dazu haben, zum Anfang des Buches zurückzukehren, um sich intensiver mit jedem der sieben Schritte zur wahren Liebe zu befassen. Sie werden feststellen, dass Sie sich manchmal besonders auf einen bestimmten Schritt konzentrieren, während an anderen Tagen ein anderer Schritt Ihre Aufmerksamkeit am stärksten auf sich zieht. Lassen Sie sich jeden Tag von Ihrer Intuition leiten. Sie wird Ihnen zeigen, für welchen Schritt in unserem Programm Sie bereit sind.

Ihr Herz wird Sie leiten, wenn Sie innehalten und sich darauf einschwingen, was es Ihnen sagt. Das Herz spricht auf subtilere Weise zu uns als unser Ego-Geist. Je mehr Sie Ihre Aufmerksamkeit liebevoll auf Ihr Herz richten, desto mehr werden intuitive Ahnungen und subtile Sehnsüchte Sie lenken. Dann kann Ihre höhere Führung zu Ihnen sprechen und Sie dorthin führen, wohin Sie gehen wollen.

Wenn Sie die grundlegenden Techniken zur Steuerung des Geistes regelmäßig durchführen, können sie Ihre Einstellungen über das Leben auf erstaunliche Weise verändern. Das Gleiche gilt für die verschiedenen Formen der Anziehungsmeditation (siehe Seite 151ff., 215ff.). Je mehr Sie sich dazu disziplinieren, Ihre Aufmerksamkeit liebevoll auf die Fokussätze zu richten, desto mehr werden Sie davon profitieren.

Und bis Sie Ihren neuen Partner finden, sollten Sie auch daran denken, Ihre Herzensjagd aktiv zu gestalten – wo immer Sie auch sein mögen und was immer Sie auch tun. Ihre Aufgabe besteht darin, wachsam und offen für neue Erfahrungen zu bleiben. Und wenn es auch nur zum Spaß sein sollte, machen Sie jeden Tag mindestens fünf bis zehn Minuten lang etwas, das Sie noch nie zuvor getan haben. Gehen Sie irgendwo spazieren, wo Sie noch nie spazieren gegangen sind, sprechen Sie mit jemandem, mit dem Sie noch nie gesprochen haben, erleben Sie etwas Neues. Auf diese Weise werden sich Ihre Gewohnheiten verändern, und Sie werden sich in neue Situationen begeben, in denen Sie die Liebe finden können.

Ihr Herz, das auf die Präsenz Ihres neuen Partners eingeschwungen ist, wird Ihre Füße lenken, wenn Sie ihnen erlauben, in neue Richtungen zu gehen. Spontaneität ist der Schlüssel dazu. Sie wollen den geheimnisvollen Prozess der Synchronizität in Ihrem Leben fördern – bei dem Sie und Ihr neuer Partner sich für spontane Bewegungen öffnen, die Sie zu Ihrer ersehnten Begegnung führen. Gönnen Sie sich deshalb Zeit für neue Erfahrungen und unerwartete Herzensbegegnungen.

Sie verfügen nun über alle Mittel, die Sie benötigen, um zuversichtlich und energievoll allein weiterzumachen. Sie können darauf vertrauen, dass das Leben einen wunderbaren Partner für Sie bereithält, der Sie bereits sucht.

Möge Ihr inneres Abenteuer gesegnet sein! Genießen Sie die spannende Herzensjagd, kosten Sie Ihre bevorstehende Begegnung aus und widmen Sie sich Ihrer großartigen neuen Beziehung!

Anhang

Drei Varianten der Anziehungsmeditation

Um Ihnen die Durchführung der Anziehungsmeditation zu erleichtern, habe ich Ihnen die Fokussätze der vollständigen Anziehungsmeditation noch einmal aufgelistet. Für diese Meditation benötigen Sie etwa eine halbe Stunde. Sollten Sie weniger Zeit zur Verfügung haben, können Sie auch eine der beiden kürzeren Formen wählen.

Schwingen Sie sich auf Ihre Atmung ein und lesen Sie den ersten Fokussatz. Sie können einige Atemzüge lang Ihre Augen schließen. Sagen Sie den Satz nun zu sich selbst – und seien Sie offen für eine neue Erfahrung, die mühelos entsteht, während die Worte tief in Ihnen nachklingen und neue Gefühle und Erkenntnisse hervorrufen … entspannen Sie sich … öffnen Sie sich … erleben Sie … und gehen Sie dann zum nächsten Satz …

Die Anziehungsmeditation in ausführlicher Form

1. Elementare Sehnsüchte

»Ich möchte emotionale Verletzungen heilen, die zwischen mir und der wahren Liebe stehen.«

»In meinem Herzen und meinem ganzen Körper verspüre ich eine tiefe Sehnsucht nach Liebe.«

»Ich beabsichtige, meine inneren Kräfte zu aktivieren, um eine neue Liebe anzuziehen.«

2. Vergeben und Heilen

»Ich akzeptiere und liebe mich, so, wie ich bin.«

»Ich vergebe meinen früheren Partnern und lasse sie los.«

»Mein Herz ist offen dafür, Heilung zu empfangen … und Liebe.«

3. Sexuell erwachen

»Ich gebe mir die Erlaubnis, mich in diesem Moment gut in meinem Körper zu fühlen.«

»Ich bin ein schönes, kraftvolles sexuelles Wesen.«

»Die Welt kann mich sehen – ich bin sexuell attraktiv und bereit für die Liebe.«

4. Das Anziehungspotenzial meines Herzens

»Ich spüre die Kraft der Leidenschaft und der Sehnsucht – in meinem Herzen und meinem Bauch.«

»Ich spüre ein sexuelles Verlangen in meinem Sexualzentrum und meinem Halszentrum.«

»Mein ganzes Wesen ist kraftvoll mit liebender Energie aufgeladen.«

5. Meine Präsenz ausstrahlen

»Hier bin ich jetzt und sehne mich nach einer tiefen Beziehung.«

»Ich bin offen dafür, eine tiefe Resonanz mit einem Menschen zu erleben.«

»Ich strecke meine Hand nach dir aus – spüre mich ... komm in mein Leben ...«

6. Höhere Anziehungskräfte

»Mein Geist ist still ... meine Atmung ist ruhig.«

»Mein Herz ist offen für die Führung meiner tieferen spirituellen Quelle.«

»Ich vertraue mich der größeren Kraft an, die meine Liebe zu mir führt.«

7. Auf die Begegnung zusteuern

»Ich fühle mich der Begegnung mit meiner wahren Liebe immer näher.«

»Ich löse mich von Hemmungen ... und öffne mein Herz für die bevorstehende Begegnung.«

»Ich spüre dich ... ich liebe dich ... ich brauche dich ... hier bin ich!«

Halten Sie inne ... atmen Sie ... denken Sie nach ... erleben Sie

Die Anziehungsmeditation in zwölf Schritten

1. »Ich spüre meine tiefe Sehnsucht nach neuer Liebe.«
2. »Ich akzeptiere mich, so, wie ich bin.«
3. »Ich vergebe meinen früheren Partnern und lasse sie los.«
4. »Mein Herz ist offen dafür, Heilung zu empfangen ... und Liebe.«
5. »Ich gebe mir die Erlaubnis, mich in diesem Moment gut in meinem Körper zu fühlen.«
6. »Ich spüre die Kraft der Leidenschaft und der Sehnsucht – in meinem Herzen und meinem Bauch.«
7. »Mein ganzes Wesen ist kraftvoll mit liebender Energie aufgeladen.«
8. »Hier bin ich jetzt und strahle meine Präsenz aus.«
9. »Ich strecke meine Hand nach dir aus – spüre mich ... komm in mein Leben ...«
10. »Mein Geist ist still ... meine Atmung ist ruhig.«
11. »Ich vertraue mich der größeren Kraft an, die meine Liebe zu mir führt.«
12. »Ich spüre dich ... ich liebe dich ... ich brauche dich ... hier bin ich!«

Halten Sie inne ... atmen Sie ... denken Sie nach ... erleben Sie

Die Anziehungsmeditation in sieben Schritten

1. »Ich spüre meine tiefe Sehnsucht nach neuer Liebe.«
2. »Ich akzeptiere mich, so, wie ich bin.«
3. »Mein Herz ist offen dafür, Heilung zu empfangen ... und Liebe.«
4. »Ich spüre die Kraft der Leidenschaft und der Sehnsucht – in meinem Herzen und meinem Bauch.«
5. »Hier bin ich jetzt und strahle meine Präsenz aus.«
6. »Ich vertraue mich der größeren Kraft an, die meine Liebe zu mir führt.«
7. »Ich spüre dich ... ich liebe dich ... ich brauche dich ... hier bin ich!«

Halten Sie inne ... atmen Sie ... denken Sie nach ... erleben Sie

Audio-Führungen online und auf CD

Auf meiner Internetseite www.johnselby.com können Sie geführte Audio-Anleitungen kostenlos aufrufen und sich auf diese Weise durch die verschiedenen Meditationen dieses Buches führen lassen. Darüber hinaus können Sie dort zusätzliche Beiträge zum Thema lesen und mir Fragen per E-Mail stellen (bitte auf Englisch), die ich beantworten werde. Zudem können Sie an Online-Foren teilnehmen, in denen wir alle unsere Erkenntnisse und Erfahrungen einbringen. Und nicht zuletzt können Sie einige meiner anderen Bücher online lesen und eine Reihe weiterer Audio-Führungen hören, die Ihre emotionale Heilung und spirituelle Entwicklung fördern.

Wenn Sie keinen Zugang zum Internet haben oder den Audio-Anleitungen für die Anziehungsmeditation nicht vor dem Computer zuhören möchten, können Sie auch eine CD-Version der Programme bestellen (vorerst nur auf Englisch). Die Bestelladresse finden Sie auf Seite 220.

Bücher von John Selby

Arbeiten, ohne auszubrennen. Spirituelle Techniken für den Berufsalltag. München 2004.

Die Kunst, allein zu sein. München 2001.

Die Kunst zu leben. Glücklich im Hier und Jetzt. München 2002.

Sieben Meister – ein Weg. Sieben große Weisheitslehrer und ihre Geheimnisse der Meditation. München 2004.

Väter und ihre Rolle in unserem Leben. München 2003.

Was mich stark macht. Mehr Lebensqualität durch Mind-Management. München 2003.

Wer warten kann, hat mehr vom Leben. Der entspannte Weg zu mehr Gelassenheit. München 2004.

Kontaktadressen

John Selby kommt regelmäßig nach Europa, um Seminare abzuhalten. Nähere Informationen und Übungs-CDs zu diesem Buch erhalten Sie bei:

Seminarorganisation Wolfgang Gillessen
Balanstraße 365
D – 81549 München
Tel./Fax: 089-68 07 07 02
E-Mail: WGillessen@t-online.de

Neueste Informationen von und über John Selby können Sie unter der folgenden kostenlosen Internetadresse abrufen:

www.johnselby.com